CHURCHILL'S POCKETBOOKS

ORTHOPAEDICS, TRAUMA AND RHEUMATOLOGY

骨科、创伤与风湿性疾病手册

（第 2 版）

原著
Andrew D. Duckworth
Daniel E. Porter
Stuart H. Ralston

主审
郭 钧

主译
史宝明 张喜财

译者（按姓氏笔画排序）
王 斌 左海强 史宝明 苏 伟 杨 博
张喜财 赵 鑫 侯效正 黄 海 葛建忠

U0197000

北京大学医学出版社

GUKE, CHUANGSHANG YU FENGSHIXING JIBING SHOUCE (DI 2 BAN)

图书在版编目（CIP）数据

　骨科、创伤与风湿性疾病手册：第 2 版 /（英）安德鲁·达克沃斯（Andrew D. Duckworth），（英）丹尼尔·波特（Daniel E. Porter），（英）斯图尔特·拉尔斯顿（Stuart H. Ralston）原著；史宝明，张喜财主译. –北京：北京大学医学出版社，2020.9
　书名原文：Churchill's Pocketbooks Orthopaedics, trauma and rheumatology, 2e
　ISBN 978-7-5659-2257-2

　Ⅰ.①骨… Ⅱ.①安…②丹…③斯…④史…⑤张… Ⅲ.①骨损伤—诊疗—手册②风湿病—诊疗—手册 Ⅳ.①R683-62②R593.21-62

　中国版本图书馆CIP 数据核字(2020) 第 170892 号
北京市版权局著作权合同登记号：图字：01-2020-4535

Elsevier (Singapore) Pte Ltd.
3 Killiney Road, #08-01 Winsland House I, Singapore 239519
Tel: (65) 6349-0200; Fax: (65) 6733-1817

CHURCHILL'S POCKETBOOKS ORTHOPAEDICS, TRAUMA AND RHEUMATOLOGY, 2 edition
Copyright © 2017 Elsevier Ltd. All rights reserved.
First edition 2009, second edition 2017
ISBN-13: 978-0-7020-6318-3

This translation of CHURCHILL'S POCKETBOOKS ORTHOPAEDICS, TRAUMA AND RHEUMA-TOLOGY, 2 edition by Andrew D. Duckworth, Daniel E. Porter, Stuart H. Ralston was undertaken by Peking University Medical Press and is published by arrangement with Elsevier (Singapore) Pte Ltd.
CHURCHILL'S POCKETBOOKS ORTHOPAEDICS, TRAUMA AND RHEUMATOLOGY, 2 edition by Andrew D. Duckworth, Daniel E. Porter, Stuart H. Ralston由北京大学医学出版社进行翻译，并根据北京大学出版社与爱思唯尔（新加坡）私人有限公司的协议约定出版。
《骨科、创伤与风湿性疾病手册》（第2版）（史宝明　张喜财　主译）
ISBN: 978-7-5659-2257-2
Copyright © 2020 by Elsevier (Singapore) Pte Ltd. and Peking University Medical Press.
All rights reserved. No part of this publication may be reproduced or transmitted in any form or by any means, electronic or mechanical, including photocopying, recording, or any information storage and re-trieval system, without permission in writing from Elsevier (Singapore) Pte Ltd and Peking University Medical Press.

注　意
本译本由Elsevier (Singapore) Pte Ltd. 和北京大学医学出版社完成。相关从业及研究人员必须凭借其自身经验和知识对文中描述的信息数据、方法策略、搭配组合、实验操作进行评估和使用。由于医学科学发展迅速，临床诊断和给药剂量尤其需要经过独立验证。在法律允许的最大范围内，爱思唯尔、译文的作者、原文作者或、原文编辑及原文内容提供者均不对译文或因产品责任、疏忽或其他操作造成的人身或/和财产伤害及/或损失承担责任，亦不对由于使用文中提到的方法、产品、说明或思想而导致的人身及/或财产伤害及/或损失承担责任。

Published in China by Peking University Medical Press under special arrangement with Elsevier (Singapore) Pte Ltd. This edition is authorized for sale in the People's Republic of China only, excluding Hong Kong SAR, Macau SAR and Taiwan. Unauthorized export of this edition is a violation of the contract.

骨科、创伤与风湿性疾病手册（第 2 版）

主　　译：史宝明　张喜财
出版发行：北京大学医学出版社
地　　址：（100083）北京市海淀区学院路 38 号　北京大学医学部院内
电　　话：发行部 010-82802230；图书邮购 010-82802495
网　　址：http://www.pumpress.com.cn
E — mail：booksale@bjmu.edu.cn
印　　刷：北京信彩瑞禾印刷厂
经　　销：新华书店
责任编辑：冯智勇　　责任校对：靳新强　　责任印制：李　啸
开　　本：889 mm×1194 mm　1/32　印张：11.75　字数：336 千字
版　　次：2020 年 9 月第 1 版　2020 年 9 月第 1 次印刷
书　　号：ISBN 978-7-5659-2257-2
定　　价：85.00 元
版权所有，违者必究
（凡属质量问题请与本社发行部联系退换）

中文版序

非常感谢爱思唯尔公司、北京大学医学出版社、史宝明教授、郭钧教授给我机会为这本即将出版的译著作序。

当我和其他两位作者共同编写和更新这本《骨科、创伤与风湿性疾病手册》的时候，清楚地记得，我们爱丁堡大学的医学生在医学基础和外科教学课程中学习上述相关的课程时间很短，而在临床上又经常会遇到各种肌肉骨骼系统疾病的患者。那些参加工作不久的不同专业的年轻医生也面临同样的问题。

在英国卫生系统，医师执照颁发机构规定医师的职责，其中有一条是这样的："你提供或安排的检查或治疗必须基于你和你的患者对它们的需求和优先权的评估，以及你对治疗方案可能的有效性的临床判断。"

本书的目的即是：帮助你对肌肉骨骼系统疾病的患者做出评估，并对可行的包括外科、内科以及其他以患者为中心的治疗方法提出建议。

本书的中译本完美地诠释了我们的想法，希望能对中国的相关科室临床大夫提供帮助。

Daniel E. Porter（丹尼尔·波特）

清华大学第一附属医院骨科教授

译者前言

2010年我和郭钧博士在英国爱丁堡大学皇家医院进修学习，有幸得到爱丁堡大学医学院著名骨科教授Daniel E. Porter的悉心指导，在临床及科研等各方面获益匪浅。Porter教授在繁重的临床、科研工作之外也参加医学生的教学工作，具有丰富的教学经验。学习期间我们拜读了他参与主编的 *Orthopaedics Trauma and Rheumatology* 一书，深感这本骨科著作的实用性、新颖性，2013年这本著作出版了第2版，2017年又出版了这本精选手册，深受医生的喜爱。这本著作也让我对创伤、风湿性疾病的知识有了更进一步的认知和提高。在工作时，我常常思考我们临床实践中的一些经验，利用各种学术交流机会把自己在外面看到的、学到的先进理念与技术与我的同事们共同分享，共同进步。

经Daniel E. Porter教授同意并得到他的鼓励，我们将此书翻译成中文。本书共8章，精准地概括8个领域的核心知识，并且每章凝练出必须深刻牢记的"重要提示"，为临床医师确定治疗方案提供了可靠的临床判断依据。相信本书的出版可以帮助青年骨科医师和医学实习生对骨科基础、创伤与风湿性相关骨病的核心知识有快速、通透的理解，拓宽他们的知识面。同时，本书也是资深骨科医师的不可多得的工具书。

非常欣慰我的同事张喜财主任和其他几位同事及好友也非常认可这本书，在他们的积极参与和共同努力下，经过一年的翻译、整理和审校工作，《骨科、创伤与风湿性疾病手册》（第2版）即将出版。我要再次感谢郭钧博士对此书的审阅，同时特别感谢清华大学第一附属医院骨科谭杰博士在翻译过程中给予的帮助和指导，也再次感谢我的同事、朋友们，正是他们辛勤的付出才使得本书能够顺利出版。由于本书涵盖面较广，加之我们水平有限，难免存在不妥之处，望广大读者不吝批评指正。

史宝明

原著前言

市面上不断出现一系列优秀的骨科、创伤和风湿病学的书籍可供医学生和临床医生使用。本书作者试图提供一个崭新和简洁的袖珍出版物，以供医学生和年轻医生方便使用。在第2版中，我们对内容进行了更新，以反映外科学实践的变化和治疗方面的进展，以及对遗传和炎症性疾病的理解。

本书的目的不是取代本专业目前推荐的教科书。本书的优点在于方便、可携带并且涵盖医学生所需掌握的核心知识。此前本书主要针对医学生，仅供他们在骨科、急诊科、风湿病科和全科医学以及在肌肉骨骼解剖学课程中使用。然而，加入新的补充知识后我们希望它在任何时候都可以为医学生以及低年资医生的医疗实践提供帮助。

本手册旨在提供每部分的解剖、检查、诊断和治疗要点，同时相应地提供了简明的插图和表格。在第2版中，我们希望读者能够喜欢更新的版式和添加的内容。新的"概述""要点和提示"框，以及新加的有关常见产品的详细信息，目的不仅是为医学生提供重要的信息，也是低年资医生毕业后头几年需要查看的知识纲要。

Andrew D. Duckworth

Daniel E. Porter

Stuart H. Ralston

致谢

作者将再次致谢为本书第 1 版提供宝贵建议的人。我们还要感谢 Tim White 先生和 Paul Jenkins 先生在临床操作方面的宝贵贡献，以及 Sam Molyneux 先生对创伤部分提议的帮助。我们还要感谢 Catherine Collinson 博士对围术期护理部分的专业建议，以及 Mark Hughes 先生对头部、颈部和脊柱部分撰写的协助。

我们要感谢我们的同事协助获得全书的新图表，特别是 Sam Mackenzie，以及 Mark Gaston 先生帮助我们取得儿科部分的最新数据。

正如本书第 1 版所致谢的，我们永远感谢 Mike Ford 博士允许我们使用他的著作《临床检查导论》（*Introduction to Clinical Examination*）中的图片。

缩略词

ABC	airway, breathing, circulation	气道、呼吸、循环
ACE	angiotensin converting enzyme	血管紧张素转换酶
ACL	anterior cruciate ligament	前交叉韧带
ACPA	anti-citrullinated peptide antibodies	抗瓜氨酸肽抗体
AIN	anterior interosseous nerve	骨间前神经
ALP	alkaline phosphatase	碱性磷酸酶
ANA	antinuclear antibody	抗核抗体
ANCA	antineutrophil cytoplasmic antibody	抗中性粒细胞细胞质抗体
APA	anti-phospholipid antibodies	抗磷脂抗体
ARDS	acute respiratory distress syndrome	急性呼吸窘迫综合征
ARF	acute renal failure	急性肾衰竭
AS	ankylosing spondylitis	强直性脊柱炎
ASB	anatomical snuffbox	解剖鼻烟窝
AVN	avascular necrosis	缺血性坏死
ATLS	advanced trauma life support	高级创伤生命支持
BMD	bone mineral density	骨矿物质密度
CCP	cyclic citrullinated peptide	环瓜氨酸肽
CK	creatine kinase	肌酸激酶
CMCJ	carpometacarpal joint	腕掌关节
COX	cyclo-oxygenase	环加氧酶
CPDA	common palmar digital artery	指掌侧总动脉
CRP	C-reactive protein	C-反应蛋白
CRPS	chronic regional pain syndrome	慢性局部疼痛综合征
CTD	connective tissue disease	结缔组织病
CVA	cerebrovascular accident	脑血管意外
DDH	developmental dysplasia of the hip	髋关节发育不良
DEXA	dual energy X-ray absorptiometry	双能X线吸收法
DIC	disseminated intravascular coagulation	弥散性血管内凝血

DIPJ	distal interphalangeal joint	远端指（趾）间关节
DMARDs	disease-modifying antirheumatic drugs	改善病情的抗风湿药
dsDNA	double-stranded DNA	双链DNA
DVT	deep vein thrombosis	深静脉血栓形成
EPL	extensor pollicis longus	拇长伸肌
ESR	erythrocyte sedimentation rate	红细胞沉降率
FBC	full blood count	全血细胞计数
FDP	flexor digitorum profundus	指深屈肌
FFD	fixed flexion deformity	固定屈曲畸形
FOOSH	fall onto the palmar aspect of the hand; literally: fall onto outstretched hand	上肢外展位跌倒
GCA	giant cell arteritis	巨细胞性动脉炎
GCS	Glasgow Coma Scale	格拉斯哥昏迷评分
HBV	hepatitis B virus	乙型肝炎病毒
HLA	human leukocyte antigen	人白细胞抗原
HO	heterotopic ossification	异位骨化
HRT	hormone replacement therapy	激素取代疗法
IBD	inflammatory bowel disease	炎症性肠病
IBS	irritable bowel syndrome	肠易激综合征
IHD	ischaemic heart disease	缺血性心脏病
IPJ	interphalangeal joint	指间关节
JIA	juvenile idiopathic arthritis	幼年特发性关节炎
LA	local anaesthetic	局部麻醉
LCL	lateral collateral ligament	外侧副韧带
LFTs	liver function tests	肝功能检查
LMWH	low molecular weight heparin	低分子量肝素
LRTI	lower respiratory tract infection	下呼吸道感染
MCL	medial collateral ligament	内侧副韧带
MCPJ	metacarpophalangeal joint	掌指关节
MHE	multiple hereditary exostoses	多发性遗传性外生骨疣
MI	myocardial infarction	心肌梗死
MPA	microscopic polyangiitis	显微镜下多血管炎

MRI	magnetic resonance imaging	磁共振成像
MTPJ	metatarsophalangeal joint	跖趾关节
MTX	methotrexate	甲氨蝶呤
NICE	National Institute for Health and Clinical Excellence	国家卫生和临床优化研究所
NSAIDs	non-steroidal anti-inflammatory drugs	非甾体抗炎药
OA	osteoarthritis	骨关节炎
ORIF	open reduction and internal fixation	切开复位内固定
PA	posteroanterior	后前方向的
PAN	polyarteritis nodosa	结节性多动脉炎
PCL	posterior cruciate ligament	后交叉韧带
PE	pulmonary embolus	肺栓塞
PET	positron emission tomography	正电子发射体层成像
PIPJ	proximal interphalangeal joint	近端指（趾）间关节
PMR	polymyalgia rheumatica	风湿性多肌痛
PPI	proton pump inhibitor	质子泵抑制剂
PsA	psoriatic arthritis	银屑病关节炎
PTH	parathyroid hormone	甲状旁腺激素
PUD	peptic ulcer disease	消化性溃疡病
RA	rheumatoid arthritis	类风湿关节炎
RF	rheumatoid factor	类风湿因子
ROM	range of motion	关节活动度
SLE	systemic lupus erythematosus	系统性红斑狼疮
SUFE	slipped upper femoral epiphysis	股骨上端骨骺滑脱
TFTs	thyroid function tests	甲状腺功能试验
TIA	transient ischaemic attack	短暂性脑缺血发作
TNF	tumour necrosis factor	肿瘤坏死因子
UCL	ulnar collateral ligament	尺侧副韧带
USS	ultrasound scan	超声扫描
UTI	urinary tract infection	尿路感染
VTE	venous thromboembolism	静脉血栓栓塞

目录

章节纲要

肩	髋和膝
肘部	踝和足
腕和手	脊柱

肩

骨骼和关节（图 1.1）

肩胛带有 3 个关节：

- 胸锁关节（非典型鞍形滑膜纤维软骨关节）
  - 由肋锁韧带和胸锁韧带（前、后）稳定
  - 由锁骨上内侧神经支配
  - 由肩胛上动脉和胸廓内动脉供应
- 肩锁关节（非典型平面型滑膜纤维软骨关节）
  - 由肩锁韧带和喙锁韧带稳定
  - 由胸外侧神经、锁骨上神经和腋神经支配
  - 由肩胛上动脉和胸廓内动脉供血
- 肩关节（盂肱关节）
  - 滑膜球窝关节，肱骨头在肩胛骨的盂状窝内
    - 浅腔被纤维软骨组成的唇部所包围，称为稳定关节的关节唇
    - 关节被包裹在一个富有弹性的关节囊内，从盂唇一直延伸到肱骨的解剖颈
    - 关节囊由肩袖肌腱、肱二头肌长头及周围韧带（盂肱韧带、喙肩韧带、肱骨横韧带）加强，但关节下部仍较薄弱
  - 由腋神经、肩胛上神经和胸外侧神经支配
  - 由肩胛上动脉和旋肱前、后动脉供血。

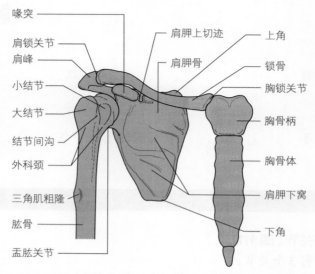

喙突

肩锁关节

肩峰

小结节

大结节

结节间沟

外科颈

三角肌粗隆

肱骨

盂肱关节

肩胛上切迹

肩胛骨

上角

锁骨

胸锁关节

胸骨柄

胸骨体

肩胛下窝

下角

图 1.1   肩胛带（前面图）

肌肉（表 1.1 和图 1.2）

- 肩袖
  - 冈下肌：外旋
  - 肩胛下肌：内旋
  - 冈上肌：外展
  - 小圆肌：外旋
- 其他参与肩胛骨运动的肌肉有肩胛提肌、大菱形肌和小菱形肌、胸大肌和胸小肌、斜方肌、锁骨下（锁骨）肌和前锯肌。
- 冈上肌和三角肌的作用是外展盂肱关节：
  - 大结节撞击盂唇（约 90°）
  - 上臂外旋可使其外展进一步达到 90° ～120°
- 斜方肌和前锯肌通过旋转肩胛骨使盂肱关节外展度超过 120°，从而迫使关节盂腔指向上。

表1.1　肩关节支配活动的肌肉及支配神经*

运动	肌肉	起点	止点	神经
外展	冈上肌	肩胛冈上窝	肱骨大结节	肩胛上神经
	三角肌（中间束）	肩峰	肱骨三角肌结节	腋神经
内收	背阔肌	T6-T12，髂嵴，下肋	肱二头肌肌腱沟	胸背神经
	胸大肌	锁骨，胸骨，上6根肋骨	肱二头肌肌腱沟	胸神经
	大圆肌	肩胛后下侧缘	肱二头肌肌腱沟内侧缘	肩胛下神经
	喙肱肌	喙突	肱骨干内侧面	肌皮神经
	肩胛下肌	肩胛下窝	肱骨小结节	肩胛下神经
前屈	三角肌（前束）	锁骨外侧1/3	肱骨三角肌结节	腋神经
	胸大肌	锁骨，胸骨，上6根肋骨	肱二头肌肌腱沟	胸神经
	喙肱肌	喙突	肱骨干内侧面	肌皮神经
后伸	背阔肌	T6-T12，髂嵴，下3~4肋骨	肱二头肌肌腱沟	胸背神经
	三角肌（后束）	肩胛冈	肱骨三角肌结节	腋神经
	胸大肌	锁骨，胸骨，上6根肋骨	肱二头肌肌腱沟	胸神经
内旋	背阔肌	T6-T12，髂嵴，下3~4肋骨	结节间沟	胸背神经
	胸大肌	锁骨，胸骨，上6根肋骨	肱二头肌肌腱沟	胸神经
	大圆肌	肩胛后下侧缘	肱二头肌肌腱沟内侧缘	肩胛下神经
	三角肌（前束）	锁骨外侧1/3	肱骨三角肌结节	腋神经
	肩胛下肌	肩胛下窝	肱骨小结节	肩胛下神经
外旋	三角肌（后束）	肩胛冈	肱骨三角肌结节	腋神经
	小圆肌	肩胛骨侧缘	肱骨大结节	腋神经
	冈下肌	冈下窝	肱骨大结节	肩胛上神经

* 胸大肌参与肩关节的屈曲和伸展，并由胸外侧和内侧神经支配。它有 2 个头：锁骨头（屈肩关节）和胸肋头（伸展肩关节）。喙肱肌为上臂前间隔肌肉，对肩关节屈曲和内收的贡献很小

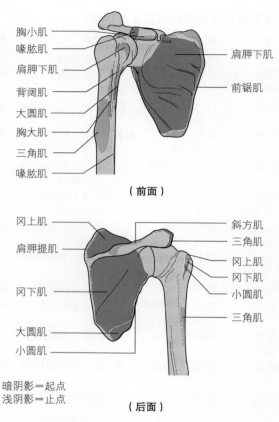

胸小肌
喙肱肌
肩胛下肌
背阔肌
大圆肌
胸大肌
三角肌
喙肱肌

肩胛下肌
前锯肌

（前面）

冈上肌
肩胛提肌
冈下肌
大圆肌
小圆肌

斜方肌
三角肌
冈上肌
冈下肌
小圆肌
三角肌

暗阴影＝起点
浅阴影＝止点

（后面）

图 1.2　参与肩关节运动的肌肉

血供

腋动脉供应肩部：

- 起源于锁骨下动脉，起始于第 1 肋外侧缘，周围有腋静脉、淋巴结和臂丛
- 分支包括胸上动脉、胸肩峰动脉、胸外侧动脉、肩胛下动脉和旋肱动脉（前、后）
- 在大圆肌下缘成为肱动脉。

臂丛（图 1.3）

- 臂丛神经起源于 C5-T1 前支，支配肩部及上肢所有的肌肉
  - 根部（C5-T1）：穿出斜角肌间隙
  - 干（上干 C5-C6，中干 C7，下干 C8-T1）：颈后三角
  - 股（前股或后股）：锁骨后部
  - 束（外侧束、后束、内侧束）：腋窝
- 腋神经
  - 起源于臂丛 C5-C6 根（后束）
  - 伴肱动脉旋支绕肱骨外科颈至三角肌深面
  - 支配上臂外侧皮肤感觉，即三角肌部位
  - 支配三角肌和小圆肌。

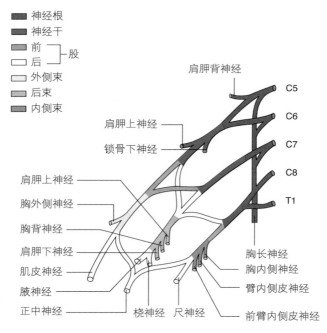

图 1.3　臂丛

重要提示

肩部

肱骨的解剖颈位于肱骨头和大小结节之间，结节间沟分离两个肱骨结节，外科颈位于肱骨近端与肱骨干之间的边界。希尔顿定律（Hilton's law）指出，支配关节的神经常常也支配其关节皮肤，以及关节运动肌肉。神经丛的牵拉损伤可导致特征性表现。上干神经丛损伤（C5-C6）通常继发于手臂向下牵拉力，导致一种典型的Erb-Duchenne麻痹，出现典型的"小费手"（Waiter's tip）姿势。向上牵拉损伤通常导致下干损伤（C8-T1），导致Klumpke麻痹，爪形手畸形。T1的病变（如Pancoast肿瘤、颈肋）可导致Horner综合征并伴有上睑下垂、瞳孔缩小和无汗症。

肘部

骨与关节（图1.4）
肘关节：
- 是由3个关节组成的铰链滑膜关节
  - 肱骨滑车与尺骨鹰嘴切迹相关节
  - 桡骨头与肱骨头相关节
  - 尺桡骨近端关节
- 包裹在富有弹性的关节囊内，其前后较薄弱，但由桡侧副韧带（外侧）和尺侧副韧带（内侧）加强
- 由桡神经、肌皮神经支配，正中神经、尺神经分布少。

肌肉（表1.2和图1.5）
上臂由肌间隔（内侧和外侧肌间隔）分割为由深筋膜形成的臂前区和臂后区：
- 臂前（屈肌）区（肱二头肌、肱肌、喙肱肌）
  - 除桡神经供应的肱肌外，由肌皮神经支配
  - 肱二头肌有两个头（长头和短头），是负责前臂旋后的最强壮的肌肉
  - 喙肱肌参与肩关节屈曲和内收
- 臂后（伸肌）区（肱三头肌）

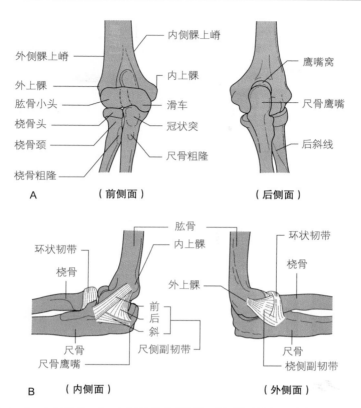

图 1.4 （A）肘关节。（B）肘关节由周围侧副韧带（外侧和内侧副韧带）和环状韧带稳定

- 由桡神经支配
- 肱三头肌有三个头（长头、内侧头、外侧头）。

血运

肱动脉供应手臂的前间室和后间室：

- 起源于腋动脉，起始于大圆肌下缘
- 它的分支提供
  - 肱深动脉走行于桡神经沟内供应手臂的两个间室
  - 分出尺侧上、下副动脉供应肘关节

表1.2 **参与肘关节运动的肌肉及神经***

运动	肌肉	起点	止点	神经
屈肘	肱二头肌			肌皮神经
	长头	肩胛骨盂上结节	桡骨粗隆	
	短头	喙突	桡骨粗隆	
	肱肌	肱骨下半前面	尺骨粗隆	肌皮神经 桡神经
	旋前圆肌	肱骨内上髁和尺骨冠状突	桡骨侧面	正中神经
	肱桡肌	肱骨外上髁上方	远端桡骨（茎突）	桡神经
伸肘	肱三头肌			桡神经
	长头	肩胛骨盂下粗隆	尺骨鹰嘴	
	外侧头	桡骨沟上方	尺骨鹰嘴	
	内侧头	桡骨沟下方	尺骨鹰嘴	
	肘肌	肱骨外上髁	尺骨鹰嘴和尺骨干	桡神经

* 前臂旋前和旋后并不只发生在肘部（见表 1.5）。肱桡肌和旋前圆肌的肱骨头（前臂前间隔肌）都参与肘关节屈曲。肘肌参与肘关节伸展

- 在桡骨颈的位置分支为桡动脉和尺动脉（也可能肱动脉在更靠近近端发出分支）。

神经
- 肌皮神经（图 1.6）支配上臂的前间室
  - 起源于臂丛的 C5-C7（外侧束）
  - 穿过喙肱肌，然后斜穿过肱二头肌和肱肌之间
  - 终支为前臂的外侧皮神经
- 桡神经（图 1.7）支配上臂和前臂的后间室
  - 起源于臂丛的 C5-T1（后束）
  - 穿过腋窝的下三边孔（三角间隔），在肱三头肌的长头与内侧头之间，位于腋下动脉后方进入手臂后部
    - 发出皮神经感觉支至臂后侧
  - 沿着上臂的后内侧方向下行，然后在桡神经沟内与肱深动脉伴行，继续下行于肱骨后外侧
  - 穿外侧肌间隔进入前室，穿行在肱肌和肱桡肌之间，行至肱二头肌肌腱的外侧，然后穿行到肱骨外上髁的前面

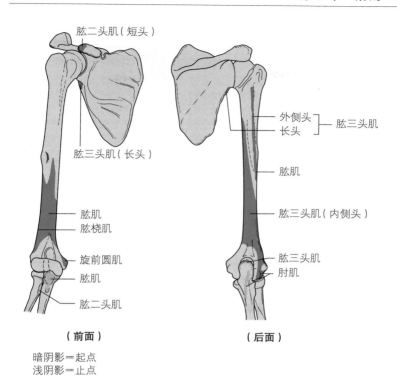

肱二头肌（短头）

肱三头肌（长头）

肱肌
肱桡肌

旋前圆肌

肱肌

肱二头肌

外侧头
长头 〕肱三头肌

肱肌

肱三头肌（内侧头）

肱三头肌
肘肌

（前面）

（后面）

暗阴影＝起点
浅阴影＝止点

图 1.5　参与肘关节活动的肌肉

- ・ 感觉支支配上臂的后部和外侧，以及前臂的后部
  ・ 于肱桡肌后方进入前臂，分支为骨间后神经（运动神经支）和桡浅神经（感觉支）
- 正中神经来源于臂丛的 C6-T1（外侧和内侧束）
  - 腋动脉远端 1/3 前方进入前臂
  - 从外侧到内侧，从肱动脉前方跨过肱动脉，这两者分别位于肱二头肌肌腱的内侧和肱肌前方
  - 穿旋前圆肌进入前臂，前臂内没有分支
- 尺神经起源于臂丛 C8-T1（内侧束）
  - 沿腋动脉内侧进入上臂

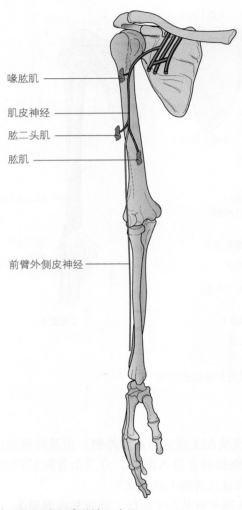

喙肱肌

肌皮神经

肱二头肌

肱肌

前臂外侧皮神经

图 1.6　肌皮神经的运动和感觉神经支配

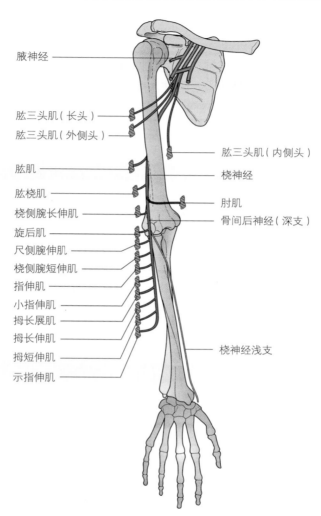

腋神经

肱三头肌（长头）

肱三头肌（外侧头）

肱三头肌（内侧头）

肱肌

桡神经

肱桡肌

肘肌

桡侧腕长伸肌

骨间后神经（深支）

旋后肌

尺侧腕伸肌

桡侧腕短伸肌

指伸肌

小指伸肌

拇长展肌

拇长伸肌

桡神经浅支

拇短伸肌

示指伸肌

图 1.7　桡神经的运动和感觉神经支配

- 沿着上臂的后内侧，肱动脉内侧向下走行，然后穿过内侧肌间隔
- 当进入前臂时，尺神经穿过肱骨内上髁的尺神经沟
- 穿过尺侧腕屈肌两头之间进入前臂，上臂无尺神经分支
- 所有这四条神经（肌皮神经、桡神经、正中神经、尺神经）支配肘关节，并起源于臂丛神经。

💡 **重要提示**

肘部

桡神经损伤可发生在腋窝，导致肘关节伸直、伸腕和掌指关节伸指功能丧失。然而，肱骨桡神经沟的损伤，譬如继发于肱骨干骨折，导致肘部伸直功能得以保留，但伸腕和伸掌指关节功能丧失。肱骨内上髁有共同屈肌起点，肱骨外上髁有共同伸肌起点。这些部位分别与高尔夫球肘和网球肘有关。肘窝由旋前圆肌（内侧）、肱桡肌（外侧）和上髁之间的连线（上方）构成。肘窝内容物助记符（外侧到内侧）（TAN）：肱二头肌肌腱(biceps tendon)、肱动脉(brachial artery)和正中神经(median nerve)。

腕和手

骨与关节（图 1.8）

尺桡关节是一个枢轴滑膜关节，并且：

- 有近端关节和远端关节，分别负责旋前和旋后
- 支配神经
  - 近端：正中神经、桡神经、肌皮神经
  - 远端：骨间前神经、骨间后神经
- 是由骨间前动脉和骨间后动脉提供血运。

腕关节：

- 是髁突滑膜关节，包括
  - 近端腕骨（三角骨、月骨、舟骨）与桡骨和尺骨远侧关节，主要负责腕关节屈曲 / 背伸、外展 / 内收和环形运动

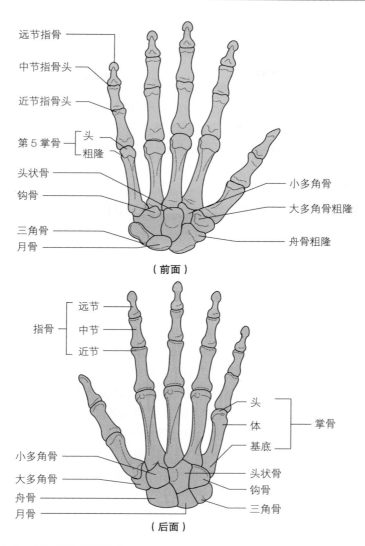

远节指骨

中节指骨头

近节指骨头

第 5 掌骨 { 头
粗隆 }

头状骨

钩骨

三角骨
月骨

小多角骨

大多角骨粗隆

舟骨粗隆

（前面）

指骨 { 远节
中节
近节 }

头
体
基底
} 掌骨

小多角骨

大多角骨

舟骨
月骨

头状骨

钩骨

三角骨

（后面）

图 1.8　右手和腕关节的骨

- 腕间关节是水平滑膜关节，主要负责腕关节外展和屈曲
  - 远端腕骨（大多角骨、小多角骨、头状骨、钩骨）与掌骨（腕掌关节）
- 由腕关节的内、外韧带所加强
- 由骨间前神经（正中神经的分支）和骨间后神经（桡神经的分支）支配
- 由掌侧和腕背侧动脉弓提供血供。

手关节：
- 包括腕掌关节、掌指关节、近端指间关节和远端指间关节
- 都是滑膜关节。

肌肉（图 1.9）
前臂由连接桡骨和尺骨之间的骨间膜将肌肉分为前群和后群：
- 前（屈肌）群
  - 由正中神经（骨间前神经支）和尺神经支配
  - 尺侧腕屈肌（尺骨和肱骨）、旋前圆肌（尺骨和肱骨）和指浅屈肌（桡骨和肱尺骨）均有两个头
  - 主要负责腕关节的屈曲（表 1.3）以及指关节的屈曲（表 1.4）
  - 指浅屈肌和指深屈肌通过长屈肌腱分别附着于指骨中部和末端，负责手指的屈曲（拇指除外）
  - 也负责前臂的旋前（表 1.5），旋前方肌只对前臂的旋前起作用，而旋前圆肌也参与肘关节的屈曲
- 后（伸肌）群
  - 由桡神经及其分支骨间后神经支配
  - 主要负责腕关节的背伸（表 1.3）以及手指关节的伸直。它也参与拇指伸直和外展（表 1.4）。腕关节的 6 个伸肌纤维隔为（桡侧至尺侧）
    - 拇长展肌和拇短伸肌
    - 桡侧腕长伸肌和桡侧腕短伸肌
    - 拇长伸肌

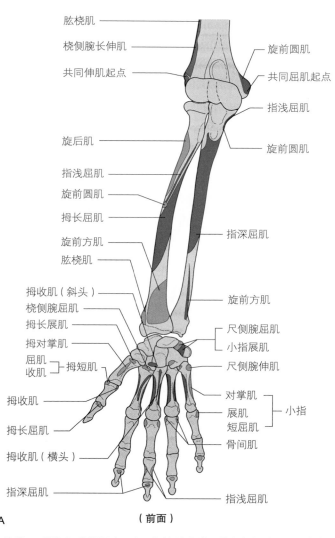

肱桡肌

桡侧腕长伸肌

共同伸肌起点

旋前圆肌

共同屈肌起点

指浅屈肌

旋前圆肌

旋后肌

指浅屈肌

旋前圆肌

拇长屈肌

旋前方肌

肱桡肌

指深屈肌

拇收肌（斜头）

桡侧腕屈肌

拇长展肌

拇对掌肌

屈肌 —拇短肌
收肌

拇收肌

拇长屈肌

拇收肌（横头）

指深屈肌

旋前方肌

尺侧腕屈肌

小指展肌

尺侧腕伸肌

对掌肌

展肌 —小指
短屈肌

骨间肌

指浅屈肌

A

（前面）

图 1.9 前臂、手腕和手部肌肉。（A）前臂的掌/前间隔。长屈肌腱来源于前臂前间隔的肌肉，并通过滑膜屈肌腱鞘在屈肌支持带下行止于掌骨和指骨

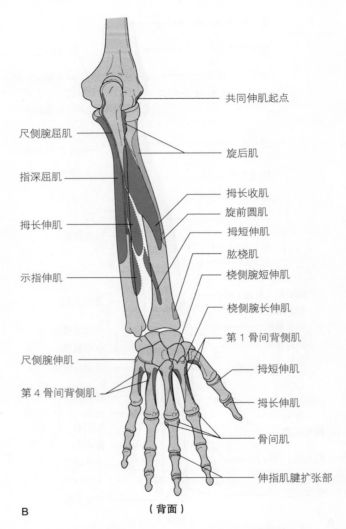

共同伸肌起点

尺侧腕屈肌

旋后肌

指深屈肌

拇长收肌
旋前圆肌

拇长伸肌

拇短伸肌

肱桡肌

桡侧腕短伸肌

示指伸肌

桡侧腕长伸肌

第 1 骨间背侧肌

尺侧腕伸肌

拇短伸肌

第 4 骨间背侧肌

拇长伸肌

骨间肌

伸指肌腱扩张部

B

（背面）

图 1.9 续 （B）前臂的背 / 后间室。长伸肌腱沿着类似的路径在背部表面，依然在滑膜腱鞘内，止于中节和远节指骨

表1.3　**参与腕关节活动的肌肉及神经支配***

运动	肌肉	起点	止点	神经
手腕外展	桡侧腕长伸肌(PS)	肱骨外上髁	第2掌骨基底	桡神经
	桡侧腕短伸肌(PS)	肱骨外上髁	第3掌骨基底	骨间背神经
	桡侧腕屈肌(AS)	肱骨内上髁	第2掌骨底	正中神经
手腕内收	尺侧腕屈肌(AS)			尺神经
	肱骨头	肱骨内上髁	豌豆骨/第5掌骨	
	尺骨小头	肱骨内上髁	豌豆骨/第5掌骨	
	尺侧腕伸肌(PS)	肱骨外上髁	第5掌骨底	骨间背神经
屈腕	尺侧腕屈肌(AS)	见上文	见上文	尺神经
	桡侧腕屈肌(AS)	肱骨内上髁	第2掌骨底	正中神经
	掌长肌(AS)	肱骨内上髁	掌腱膜	正中神经
	指浅屈肌(AS)	肱骨内上髁，桡骨冠状突起，桡骨	第2~5指中节指骨	正中神经
	指深屈肌(AD)	尺骨和骨间膜	第2~5指远节指骨	尺神经/骨间前神经
伸腕	桡侧腕长伸肌(PS)	肱骨外上髁	第2掌骨底	桡神经
	桡侧腕短伸肌(PS)	肱骨外上髁	第3掌骨底	骨间背神经
	尺侧腕伸肌(PS)	肱骨外上髁	第5掌骨底	骨间背神经
	指伸肌(PS)	肱骨外上髁	四指中节和远节指骨底	骨间背神经

* 指深屈肌由尺神经内侧（环指和小指）和骨间前神经（示指和中指）提供。
A，前臂前间隔；D，深层；P，前臂后间隔；S，浅层

- 示指伸肌和指总伸肌
- 小指伸肌
- 尺侧腕伸肌
- 肱二头肌也参与前臂旋后（表 1.5）
- 肱桡肌仅促进肘关节屈曲，而肘肌则只负责伸肘。

手固有肌分为三组：
- 大鱼际隆起（拇短展肌、拇短屈肌、拇对掌肌）
  - 由正中神经返支支配
  - 负责拇指的运动（表 1.4）
- 小鱼际隆起（小指展肌、小指屈肌、小指对掌肌）
  - 由尺神经深支支配
  - 负责小指的运动（表 1.4）
- 其他固有肌（掌骨间肌、背骨间肌、蚓状肌、拇收肌）
  - 由尺神经深支和正中神经支配
  - 负责手指的外展和内收，以及掌指关节屈曲 / 指间关节伸展（表 1.4）
  - 拇收肌只负责拇指内收。

血供（图 1.10）
桡动脉和尺动脉供应前臂和手的前和后间隔：
- 尺动脉
  - 走行于共同屈肌起点之下，在前臂沿指深屈肌和尺侧腕屈肌之间下行
  - 在前臂远端和腕部于尺神经外侧下行
  - 很早分出骨间总动脉，进而分为骨间前动脉和骨间后动脉——这两支动脉之后重新汇聚并供应手背血运
  - 跨过屈肌支持带进入手部，形成掌浅弓。掌浅弓通过指掌侧总动脉（CPDAs）供应手指血运
- 桡动脉
  - 在前臂穿行于桡侧腕屈肌和肱桡肌之间

表1.4 **参与拇指和其他手指运动的肌肉及其神经支配***

运动	肌肉	起点	止点	神经
拇指外展	拇长展肌(PD) 拇短展肌(TS)	尺桡骨 屈肌支持带, 舟骨, 大多角骨	第1掌骨底 拇指近节指骨	骨间背神经 正中神经返支
拇指内收	拇收肌(I)	头状骨, 小多角骨, 第2/第3掌骨	拇指近节指骨	尺神经深支
拇指屈曲	拇长屈肌(AD) 拇短屈肌(TS)	桡骨和骨间膜 屈肌支持带, 大多角骨	拇指远节指骨 拇指近节指骨	骨间前神经 正中神经返支
拇指伸展	拇短伸肌(PD) 拇长伸肌(PD)	桡骨和骨间膜 尺骨和骨间膜	拇指近节指骨 拇指远节指骨	骨间背神经 骨间背神经
小指外展	小指展肌(HS)	豌豆骨, 屈肌支持带	第5指近节指骨	尺神经深支
小指屈曲	小指屈肌(HS)	钩骨钩及屈肌支持带	小指近节指骨	尺神经深支
小指伸展	小指伸肌(PS)	肱骨外上髁	小指伸指肌腱扩张部	骨间背神经
指内收	骨间背侧肌(I)	掌骨	近端指骨底	尺神经深支
指内收	骨间掌侧肌(I)	掌骨	近端指骨底	尺神经深支
指屈曲	指浅屈肌(AS) 指深屈肌(AD)	见表1.3 见表1.3	见表1.3 见表1.3	正中神经 尺神经/骨间前神经
指伸展	指伸肌(PS)	肱骨外上髁	第2~5指中、远节指骨背面扩张部	骨间背神经

* 示指伸肌是前臂的后间室肌, 仅有助于伸直第二指。拇对掌肌和小指对掌肌能使拇指与小指形成对掌功能, 因此, 产生一种紧握动作, 掌短肌也参与此过程。
A, 前臂前间隔; D, 深部; FR, 屈肌支持带; H, 小鱼际隆起; I, 固有肌; MC, 掌骨; P, 前臂后间室; S, 表面; T, 大鱼际隆起

表1.5　**参与桡尺关节运动的肌肉及其神经支配***

运动	肌肉	起点	止点	神经
旋前	旋前圆肌 (AS)			正中神经
	肱头	肱骨内上髁	桡骨外侧	
	尺头	尺骨冠状突	桡骨外侧	
	旋前方肌 (AD)	尺骨前内侧	桡骨前外侧	骨间前神经
旋后	旋后肌 (PS)	肱骨内上髁、肘关节韧带和尺骨嵴	桡骨颈和桡骨体	骨间背神经
	肱二头肌	见表1.2	见表1.2	见表1.2

* 肱二头肌（手臂的前间室肌肉）有旋后功能。肘肌是前臂的后间室肌肉，有旋前功能。

A，前臂前间室；D，深层；P，前臂后间室；S，浅层

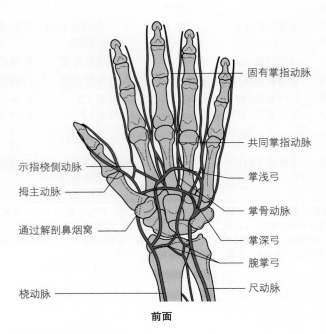

图 1.10　腕关节和手的血供

- 通过解剖鼻烟窝（拇长展肌和拇短伸肌下方）进入手部，形成掌深弓并通过与指总动脉吻合的分支提供手指血运。

神经

- 正中神经（图 1.11）经旋前圆肌两头之间进入前臂，并在 FDP（指深屈肌）和 FDS（指浅屈肌）之间下行，支配前臂前间隔的一部分
  - 早期的分支是骨间前神经，支配前臂前间隔的部分肌肉
  - 在手腕的正中处正中神经是表浅的，通过腕管进入手部（屈肌支持带下方和外侧至 FDS/FDP 肌腱）支配大鱼际隆起的

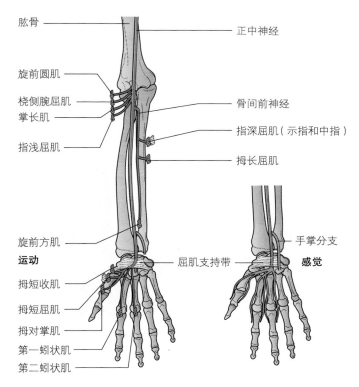

图 1.11　正中神经的运动和感觉神经支配

肌肉，以及第一和第二（桡侧）蚓状肌。手腕处的分支包括
- 掌侧支（支配大鱼际隆起上的皮肤），在腕部上方跨过屈肌支持带
- 支配手掌中央和桡侧的皮肤感觉，以及桡侧 3 个半指的皮肤感觉（图 1.12）
- 尺神经（图 1.13）穿过尺侧腕屈肌两头之间进入前臂，支配前间隔的一些肌肉
  - 在前臂，尺神经在尺侧动脉内侧，尺侧腕屈肌和指深屈肌之间下行
    - 掌侧和背侧支（Guyon 管之前），支配掌内侧和尺侧一个半指皮肤感觉（图 1.12）
  - 于屈肌支持带上方，通过 Guyon 管（伴尺动脉）进入手部，支配手部剩余的固有肌
- 桡神经（图 1.7）沿肱桡肌后方进入前臂，支配前臂后间室。它分为
  - 骨间后神经（深运动支），通过旋后肌两头之间进入前臂后间隔，支配前臂后间隔的肌肉和腕关节

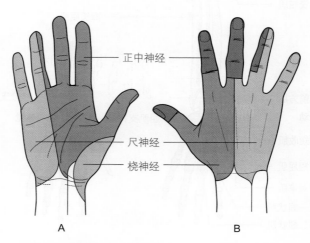

图 1.12　手部感觉神经支配：（A）前面；（B）后面

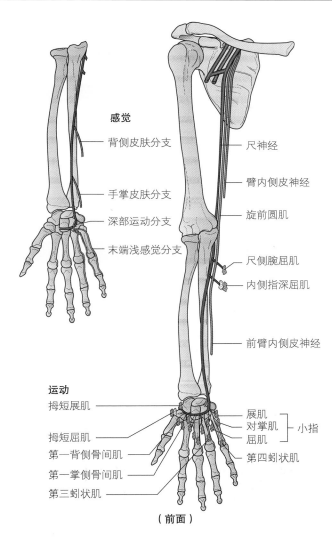

感觉

背侧皮肤分支

手掌皮肤分支

深部运动分支

末端浅感觉分支

尺神经

臂内侧皮神经

旋前圆肌

尺侧腕屈肌

内侧指深屈肌

前臂内侧皮神经

运动

拇短展肌

拇短屈肌

第一背侧骨间肌

第一掌侧骨间肌

第三蚓状肌

展肌

对掌肌

屈肌

第四蚓状肌

小指

（前面）

图 1.13　尺神经的运动和感觉神经支配

- 桡神经浅支在肱桡肌侧后方下行，支配手背外侧皮肤感觉区（图 1.12）。

💡 **重要提示**

手腕和手

腕管包括正中神经、指深屈肌腱和指浅屈肌腱的4条肌腱以及拇长屈肌腱。桡侧腕屈肌腱不在腕管内，位于屈肌支持带的前外侧。掌侧骨间肌使指内收，背侧骨间肌使指外展。掌腱膜是连接大鱼际和小鱼际肌的一层厚筋膜。由于掌腱膜延伸到手指，腱膜的增厚和挛缩可导致掌腱膜挛缩（Dupuytren挛缩）的特征性畸形（见第6章）。

髋和膝

骨与关节

髋关节（图 1.14）

- 髋关节是一个高度稳定的滑膜球窝关节，由透明软骨覆盖，包括股骨头与骨盆内的髋臼形成关节，周围有纤维软骨唇（髋臼唇）稳定关节
  - 圆韧带从股骨头凹到髋臼切迹的边缘
- 包被在关节囊内，由周围韧带（耻股韧带、坐股韧带）加强并稳定
- 由坐骨神经、股神经和闭孔神经支配
- 由闭孔动脉、旋股内/外侧动脉和臀上/下动脉（后四者构成转子血管网）提供血运。

膝关节（图 1.15）：

- 滑膜铰链关节，覆盖有透明软骨，包括
  - 股骨髁与胫骨近端内外侧髁相关节
  - 髌骨与股骨髌面相关节（髌股关节）
- 被包裹在一个柔软的不完整的关节囊里，它是由肌腱（如股四头肌腱）、周围韧带（髌韧带、外侧副韧带、内侧副韧带、前

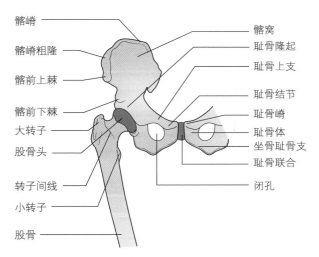

髂嵴

髂嵴粗隆

髂前上棘

髂前下棘

大转子

股骨头

转子间线

小转子

股骨

髂窝

耻骨隆起

耻骨上支

耻骨结节

耻骨嵴

耻骨体

坐骨耻骨支

耻骨联合

闭孔

图 1.14 髋关节是一个稳定和高度移动的球窝滑膜关节

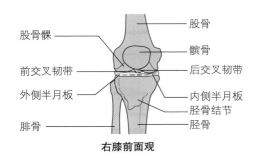

股骨髁

前交叉韧带

外侧半月板

腓骨

股骨

髌骨

后交叉韧带

内侧半月板

胫骨结节

胫骨

右膝前面观

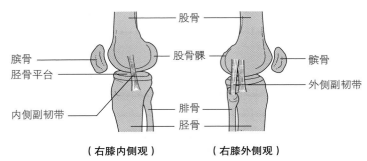

膑骨

胫骨平台

内侧副韧带

股骨

股骨髁

腓骨

胫骨

髌骨

外侧副韧带

（右膝内侧观）　　（右膝外侧观）

图 1.15 膝关节的骨骼和韧带

交叉韧带、后交叉韧带、弓状隐窝）及髌骨加固和稳定

- 较弱的前交叉韧带从外侧股骨髁的后内侧发出，倾斜延伸，止于胫骨前髁间区域
- 后交叉韧带从内侧股骨髁的前外侧面发出并止于胫骨后髁间区域中
- 半月板为新月形的可移动软骨垫，可以辅助承载
  - 半月板附着在胫骨和周围韧带的表面上
  - 内侧半月板大于外侧半月板
- 由股神经、坐骨神经（胫神经和腓总神经）和闭孔神经支配
- 由膝部吻合支（腘动脉分支）提供血运。

肌肉（图 1.16 ）

臀上神经和臀下神经支配臀肌。其突出作用是使髋关节外展以及内旋和外旋。臀中肌的前纤维束有微弱的外旋髋关节的作用，而后纤维束有微弱的内旋作用。臀大肌参与髋关节的伸直。

股部有三个间室——前间室、股内侧间室和后间室，由肌间隔膜和阔筋膜分割并包围：

- 前间室（股四头肌、髂肌、腰大肌、缝匠肌、耻骨肌）
  - 除腰大肌由腰丛支配外，部分耻骨肌由闭孔神经支配，其余肌肉由股神经支配
  - 负责髋关节和膝关节的运动（表 1.6 和表 1.7 ）
- 内侧（内收肌）间室（长收肌、短收肌、大收肌、闭孔外肌、股薄肌）
  - 由闭孔神经支配，除大收肌同时也由坐骨神经（胫神经分叉）支配
  - 主要负责髋关节内收（表 1.6 和表 1.7 ）
  - 内收肌的水平纤维有轻微的髋关节屈曲作用，垂直纤维有轻微的髋关节伸展作用
  - 长收肌和短收肌对髋关节屈曲的作用很小
- 后间室（股二头肌、半膜肌、半腱肌）
  - 由腓总神经和胫神经（坐骨神经）支配

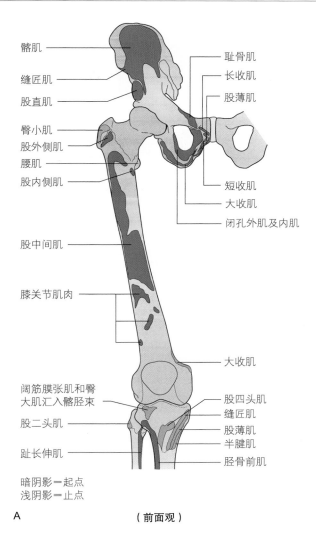

髂肌

缝匠肌

股直肌

臀小肌

股外侧肌

腰肌

股内侧肌

股中间肌

膝关节肌肉

阔筋膜张肌和臀大肌汇入髂胫束

股二头肌

趾长伸肌

耻骨肌

长收肌

股薄肌

短收肌

大收肌

闭孔外肌及内肌

大收肌

股四头肌

缝匠肌

股薄肌

半腱肌

胫骨前肌

暗阴影＝起点
浅阴影＝止点

A

（前面观）

图 1.16　参与下肢运动的肌肉。A，前面观；B，后面观。股三角包含股神经、股动脉、股静脉和股管（后三者包括在股鞘内）以及腹股沟深部淋巴结。股三角的边界为腹股沟韧带（上）、长收肌内侧缘（内侧）和缝匠肌内侧缘（外侧）。收肌（Hunter）管从股三角尖到内收肌间隙。它含有股动脉和股静脉以及隐神经。收肌管边界是缝匠肌（前内侧）、股内侧肌（前外侧）和长收肌及大收肌（后侧／底部）。腘窝位于膝关节的后侧，包含膝血管、坐骨神经分支以及淋巴结和关节囊。腘窝的边界是半膜肌和半腱肌（内上侧）、股二头肌（外上侧）、腓肠肌外侧头和内侧头（下方）

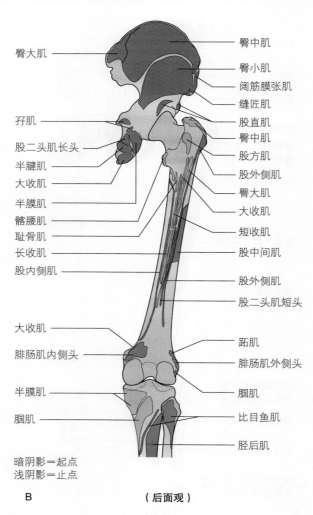

臀大肌 —— 臀中肌

—— 臀小肌

—— 阔筋膜张肌

—— 缝匠肌

孖肌 —— —— 股直肌

股二头肌长头 —— —— 臀中肌

半腱肌 —— 股方肌

大收肌 —— 股外侧肌

半膜肌 —— 臀大肌

髂腰肌 —— 大收肌

耻骨肌 —— 短收肌

长收肌 —— 股中间肌

股内侧肌 —— 股外侧肌

—— 股二头肌短头

大收肌 —— 跖肌

腓肠肌内侧头 —— 腓肠肌外侧头

半膜肌 —— 腘肌

腘肌 —— 比目鱼肌

—— 胫后肌

暗阴影＝起点
浅阴影＝止点

B （后面观）

图 1.16 续

表1.6　参与髋关节运动的肌肉及其神经支配

运动	肌肉	起点	止点	神经
内收	臀中肌(G)	髂骨	股骨大转子	臀上神经
	臀小肌(G)	髂骨	股骨大转子	臀上神经
	上下孖肌(G)	坐骨棘及坐骨结节	股骨大转子	L5-S1(骶丛)
内收	耻骨肌(A)	耻骨上支	股骨小转子	股神经
	短收肌(M)	耻骨下支	股骨后侧	闭孔神经
	长收肌(M)	耻骨体	股骨后侧	闭孔神经
	大收肌(M)	坐耻支	股骨后侧	闭孔神经，坐骨神经
	股薄肌(M)	坐耻支	胫骨粗隆上方/内侧	闭孔神经，
内旋	臀小肌(G)	髂骨	股骨大转子	臀上神经
	阔筋膜张肌(G)	髂嵴和髂前上棘	髂胫束	臀上神经
外旋	股方肌(G)	坐骨结节	股骨转子间嵴	L5-S1(骶丛分支)
	闭孔内肌(G)	闭孔肌膜	股骨大转子	L5-S1(骶丛分支)
	梨状肌(G)	骶骨的前侧面	股骨大转子	梨状肌神经
	缝匠肌(A)	髂前上棘	胫骨上/内侧面	股神经
	闭孔外肌(M)	闭孔肌膜	股骨大转子	闭孔神经
	上下孖肌(G)	坐骨棘及坐骨结节	股骨大转子	L5-S1(骶丛分支)
屈曲	缝匠肌(A)	髂前上棘	胫骨	股神经
	腰大肌(A)	脊柱(T12-5)	股骨小转子	L1-3(腰丛)
	髂肌(A)	髂嵴和髂窝	股骨小转子	股神经
	耻骨肌(A)	耻骨上支	股骨干	股神经
	股直肌(A)	髂前下棘(直头)	附着于胫骨的髌韧带	股神经
		髋臼边缘(反折头)		

（续表）

运动	肌肉	起点	止点	神经
伸直	臀大肌(G)	髂骨，尾骨，骶骨，骶结节韧带	臀肌粗隆，髂胫束	臀下神经
	股二头肌(P)	坐骨结节和股骨后方	腓骨头	胫神经，腓总神经
	半膜肌(P)	坐骨结节	胫骨（内侧髁）	胫神经
	半腱肌(P)	坐骨结节	胫骨（上内侧）	胫神经

* 那些附着在股骨后侧的肌肉主要是附着于股骨粗隆。A，股前间室；G，臀区；M，股内侧间室；P，股后间室

表1.7 参与膝关节运动的肌肉及其神经支配*

运动	肌肉	起点	止点	神经
屈曲	缝匠肌(A)	髂前上棘	胫骨上方/内侧面	股神经
	股薄肌(M)	耻坐支	胫骨上方/内侧面	闭孔神经
	股二头肌(P)	坐骨结节和股骨后方	腓骨头	胫神经，腓总神经
	半膜肌(P)	坐骨结节	胫骨（内侧髁）	胫神经
	半腱肌(P)	坐骨结节	胫骨（上内侧）	胫神经
伸直	股直肌(A)	髂前下棘(直头) 髋臼边缘(反折头)	附着于胫骨的髌韧带	股神经
	股内侧肌(A)	股骨上部	附着于胫骨的髌韧带	股神经
	股外侧肌(A)	股骨上部	附着于胫骨的髌韧带	股神经
	股中间肌(A)	股骨体	附着于胫骨的髌韧带	股神经

* 股四头肌由一组肌肉组成，包括股内侧肌、股外侧肌、股中肌和股直肌。腓肠肌和跖肌为腿部后间室肌肉，对膝关节屈曲的作用很小。当膝关节处于屈曲状态时，后间室肌肉负责膝关节的外侧和内侧旋转。膝关节的锁定和解锁分别由周围韧带和腘肌控制。
A，股前间室；M，股内侧间室；P，股后间室

- 负责髋关节伸展以及膝关节屈曲和旋转（表 1.6 和表 1.7）
- 股二头肌有两个头（长和短），其中股二头肌长头有微弱的髋关节伸展作用。

血供

- 臀上动脉（通过梨状肌上孔）和起源于髂内动脉的臀下动脉供应臀肌和髋关节。阴部内动脉也供应臀部的部分肌肉。这些均通过坐骨大孔
- 闭孔动脉起源于髂内动脉，主要供应股内侧间室和髋关节
- 股总动脉供应股前间室
  - 起源于髂外动脉，起始于腹股沟韧带下缘
  - 它分为股浅动脉和股深动脉。股深动脉（及静脉，容易在股骨干骨折中受伤）供应股后间室，本身分支出股动脉的穿支和旋股内侧及外侧动脉
  - 在内收肌裂孔处延续为腘动脉
- 交叉吻合（股深动脉第一穿支、臀下动脉、旋股内侧及外侧动脉）供应股骨后侧。如果股动脉受损，则为侧支供应
- 腘动脉
  - 发出上、中、下膝动脉分支，为膝关节提供血运；也发出腓肠动脉，供应腿部的部分肌肉
  - 在腘肌下缘分出胫前动脉和胫后动脉。

神经（图 1.17）

- 腰骶神经丛支配下肢：
  - 腰丛的分支（L1 - L4）包括股神经、闭孔神经、生殖股神经和髂腹股沟神经以及股外侧皮神经
    - 闭孔神经（L2-L4）通过闭孔进入内侧间室支配股内收肌群，皮支支配大腿内侧的皮肤感觉
    - 股神经（L2-L4）穿过腰大肌进入腹股沟韧带，支配股前间室。分支包括隐神经和支配股前内侧皮肤的皮神经
  - 骶神经丛的分支（L4-L5 和 S1-S4）包括臀上神经、臀下神

经、坐骨神经和阴部神经以及股后侧皮神经

- 臀上神经（L4-S1）通过坐骨神经大孔（梨状肌上方）出骨盆，毗邻臀上动脉和静脉。在大转子上方 4~5 cm 通过臀中肌和臀小肌之间，并支配臀中肌 / 臀小肌和阔筋膜张肌
- 臀下神经（L5-S2）离开骨盆，通过坐骨神经大孔（梨状肌下方），支配臀大肌
- 坐骨神经（L4-L5 和 S1-S3）通过坐骨神经大孔（梨状肌下方）出骨盆，在臀大肌下方穿行，支配股后间室（在半

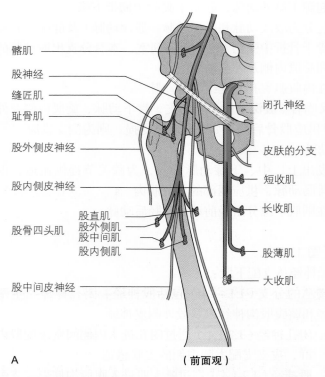

图 1.17　髋部和膝关节的前部（A）和后部（B）运动和感觉神经支配。大、小坐骨神经孔是通过骶棘韧带和骶结节韧带与坐骨切迹形成的。在坐骨神经大孔，臀上血管和神经通过梨状肌上方

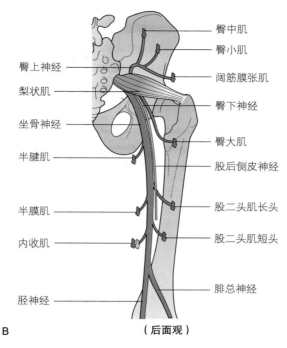

臀中肌
臀小肌
臀上神经
阔筋膜张肌
梨状肌
臀下神经
坐骨神经
臀大肌
半腱肌
股后侧皮神经
半膜肌
股二头肌长头
内收肌
股二头肌短头
腓总神经
胫神经

B （后面观）

图 1.17 续

腱肌和大收肌之间下行）。坐骨神经通常在膝关节以上发出两个分支：腓总神经和胫神经。坐骨神经也支配臀区和股后侧的皮肤感觉。

> 💡 **重要提示**
>
> **髋关节和膝关节**
>
> 髋关节置换术通常采用外侧入路和后方入路。外侧入路涉及劈开臀中肌纤维，过度的劈开会损伤臀上神经，导致外展肌瘫痪，临床上出现Trendelenburg步态。后方入路手术时易损伤坐骨神经。股三角内的结构（从外侧到内侧）是股神经、股动脉、股静脉和股管（助记符：NAVY=N神经、A动脉、V静脉、Y股管）。在膝关节，由于半月板和韧带之间的密切关系，韧带的损伤可能导致半月板撕裂。腘动脉是最深层的腘窝结构，易因膝关节周围复杂骨折或膝关节脱位而受损。

踝和足

骨与关节

胫腓关节：

- 分近端（上）和远端（下）关节。下胫腓关节由周围韧带（前胫腓韧带和后胫腓韧带）稳定
- 神经支配
  - 近端：腓总神经
  - 远端：腓深神经、隐神经和胫神经
- 血供
  - 近端：胫前动脉和外侧膝下动脉
  - 远端：胫前动脉和胫后动脉。

踝关节（图 1.18）：

- 是一个稳定的由软骨覆盖的铰链滑膜关节，包括
  - 腓骨和胫骨的远端下关节面（分别为外踝和内踝），与距骨的表面形成关节
- 被包裹在一个松弛的关节囊内，由周围的韧带加强和稳定。按韧带强度顺序如下
  - 内侧 / 三角韧带
  - 外侧韧带（前、后距腓韧带和跟腓韧带）
- 由于距骨前上部分较宽，所以背屈时关节更加稳定
- 由腓深神经和胫神经支配
- 由胫前动脉和胫后动脉提供血运

足关节：

- 包括
  - 距下关节（负责外翻和内翻）
  - 跗骨间关节（距跟舟关节和跟骰关节），负责外翻和内翻
  - 跗跖关节、跖骨间关节、跖趾关节和足趾间关节
- 除骰舟关节为纤维关节外，其余均为滑膜关节。

肌肉（见图 1.16）

小腿有一个连接胫骨和腓骨坚韧的骨间膜，并将小腿分割为前、外侧和后间室：

- 前间室（胫前肌、趾长伸肌、踇长伸肌、第 3 腓骨肌）
  - 由腓深神经支配
  - 负责足趾伸直、足背屈和足底内翻（胫前肌）和外翻（第 3 腓骨肌）（表 1.8）
- 外侧间室（腓骨短肌和腓骨长肌）
  - 由腓浅神经支配

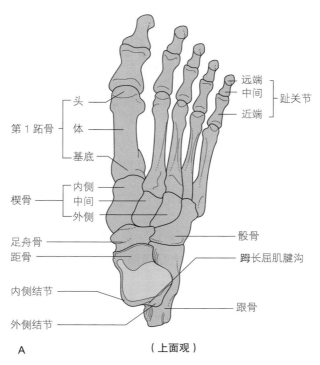

图 1.18 足骨解剖（A）。内侧纵弓包括跟骨、距骨、舟骨、3 个楔骨和内侧 3 个跖骨。外侧纵弓包括跟骨、骰骨和外侧 2 个跖骨。横弓包括近端跖骨，以及 3 个楔骨和骰骨

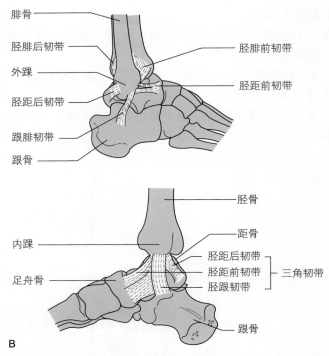

图 1.18 续　踝关节韧带（B）。外侧韧带从外踝到跟骨和距骨（距骨颈和距骨外侧结节）。内侧韧带从内踝到舟骨（结节）、跟骨（载距突前内侧缘）和距骨（内侧结节）

- 负责足外翻和跖屈（表 1.8）
- 后间室（腓肠肌、跖肌、比目鱼肌、胫后肌、趾长屈肌、跛长屈肌）
  - 由胫神经支配
  - 负责跖屈、趾屈和足外翻（胫后肌）（表 1.8 和表 1.9）
  - 腓肠肌和跖肌对膝关节屈曲的作用很小
- 足的固有肌肉分为 4 层，它们负责足趾的运动（表 1.9）。

表1.8　**参与踝关节和足部运动（外翻和内翻）的肌肉及其神经支配**

运动	肌肉	起点	止点	神经
背伸	踇长伸肌(A)	腓骨与骨间膜	踇趾，远节趾骨	腓深神经
	趾长伸肌(A)	胫骨与骨间膜	第2~5中/远节趾骨	腓深神经
	第3腓骨肌(A)	腓骨与骨间膜	第5跖骨底	腓深神经
	胫骨前肌(A)	胫骨与骨间膜	第1跖骨底，内侧楔骨	腓深神经
跖屈	腓骨长肌(L)	腓骨	第1跖骨，内侧楔骨	腓浅神经
	腓骨短肌(L)	腓骨	第5跖骨	腓浅神经
	跖肌(PS)	股骨外上髁	跟骨	胫神经
	腓肠肌(PS)	股骨后髁	跟骨(通过AT)	胫神经
	比目鱼肌(PS)	腓骨与胫骨内侧缘	跟骨(通过AT)	胫神经
	趾长屈肌(PD)	胫骨后侧	远节趾骨(外侧4趾)	胫神经
	踇长屈肌(PD)	腓骨后侧	踇趾远节趾骨	胫神经
	胫后肌(PD)	胫腓骨	舟骨，内侧楔骨	胫神经
外翻	第3腓骨肌(A)	腓骨前面	第5跖骨底	腓深神经
	腓骨长肌(L)	腓骨	第1跖骨底，内侧楔骨	腓浅神经
	腓骨短肌(L)	腓骨	第5跖骨	腓浅神经
内翻	胫前肌(A)	胫骨和骨间膜	第1跖骨底，内侧楔骨	腓深神经
	胫后肌(PD)	胫腓骨	舟骨，内侧楔骨	胫神经

A、小腿前间室；AT、跟腱；D，深层，L 小腿外间室；P，小腿后间室；S，浅层

表1.9　参与脚趾运动的肌肉及其神经支配

运动	肌肉	起点	止点	神经
跚趾外展	跚外展肌(第一层)	跟骨结节，FR，PA	跚趾，近节趾骨	足底内侧神经
跚趾内收内侧	跚内收肌(第三层)			足底外侧神经
	斜头	第2~4跖骨底	跚趾，近节趾骨	
	横头	横韧带	跚趾，近节趾骨	
跚趾屈曲	跚长屈肌	腓骨后方	跚趾，远节趾骨	胫神经
	跚短屈肌(第三层)	骰骨，内侧楔骨	跚趾，近节趾骨	足底内侧神经
跚趾伸直	跚长伸肌	腓骨与骨间膜	跚趾，远节趾骨	腓深神经
小趾外展	小趾外展肌(第一层)	跟骨，PA	小趾，近节趾骨	足底外侧神经
小趾屈曲	小趾短屈肌(第三层)	第5跖骨	小趾，近节趾骨	足底内侧神经
趾内收	骨间背侧肌(第四层)	跖骨	近节趾骨	足底外侧神经
趾内收	足底骨间肌(第四层)	第3~5跖骨	近节趾骨	足底外侧神经
趾屈曲	趾长屈肌	胫骨后侧	远节趾骨(外侧4趾)	胫神经
	趾短屈肌(第一层)	跟骨，PA	中节趾骨(外侧4趾)	足底内侧神经
趾伸直	趾长伸肌	胫骨和骨间膜	中/远节趾骨(外侧4趾)	腓深神经

蚓状肌近端屈曲趾间关节和伸趾间关节/远端趾间关节

FR：屈肌支持带；PA：足底腱膜

血供

- 胫前动脉供应小腿的前间室和踝关节
  - 起源于腘动脉，从腘肌的下缘开始
  - 胫前肌综合征易造成缺血
  - 发出足背动脉（于内侧的跚长伸肌和外侧的趾长伸肌之间可

触及）穿过伸肌支持带上方进入踝关节，提供足部血运，然后形成足底弓（和外侧足底动脉吻合）并发出跖动脉和趾动脉

- 胫后动脉供应小腿的后间室、外侧间室和踝关节
  - 起源于腘动脉，从腘肌的下缘开始
  - 于比目鱼肌和腓肠肌深层走行
  - 在腘肌之下 2 ~ 3 cm 处分支出腓（腓骨）动脉，主要供血小腿的外侧间室
  - 当它向下通过屈肌支持带时成为足底内侧和外侧动脉，通过分支和足底弓来供应足部血运

神经

- 坐骨神经在腘窝上方分支出腓总神经（L4-L5 和 S1-S2），其位于胫神经外侧。腓总神经支配一部分膝关节。然后它绕过腓骨颈，分出
  - 皮肤感觉支（腓肠神经）
  - 腓深神经（由伸肌支持带下方通过），支配踝关节和腿部的前间室，并支配第 1、2 趾间足背皮肤感觉（图 1.19）
  - 腓浅神经，支配小腿的外侧间室和足的一些固有肌，并支配腿前部和足背部皮肤感觉（图 1.19）
- 胫神经（L4-L5 和 S1-S3）在腘窝上方起源于坐骨神经（位于腘窝血管的浅层），支配小腿后间室（走行于比目鱼肌深层）以及踝关节。胫神经经过内踝后部，然后在屈肌支持带下方通过时分支出
  - 内侧和外侧足底神经，其支配足固有肌并支配足跟部皮肤感觉（图 1.19）
  - 皮肤感觉支（腓肠神经）
- 腓肠皮神经（起源于胫神经和腓总神经）支配小腿的后侧和外侧，以及足底外侧和足背部外侧的皮肤感觉（图 1.19）
- 隐神经（L3-L4）是股神经的终末支，穿过膝关节内侧（缝匠肌后方）。穿行于股薄肌肌腱和缝匠肌肌腱之间，与大隐静脉

毗邻走行于小腿内侧，并支配小腿和踝关节的内侧皮肤感觉（图 1.19）。

💡 重要提示

踝关节和足

腓总神经的损伤会导致足下垂及跨越步态。胫骨骨折后的急性骨筋膜室综合征可导致第一趾蹼背侧感觉丧失（腓深神经/前间室）。隐神经和大隐静脉在内踝前侧通过，这是休克患者（即隐静脉切开）外周补液的一个部位。内踝后部结构的助记符是Tom，Dick And a Nervous Harry（从前到后）：胫后肌腱(tibialis posterior tendon)、趾长屈肌腱(flexor digitorum longus tendon)、胫后动脉(posterior tibial artery)、胫神经(tibial nerve)和拇长屈肌腱(flexor digitorum hallucis tendon)。足的纵弓和横弓有助于负重和行走。

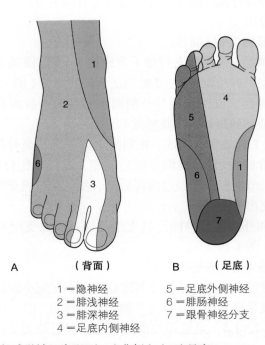

| A | （背面） | B | （足底） |

1＝隐神经   5＝足底外侧神经
2＝腓浅神经   6＝腓肠神经
3＝腓深神经   7＝跟骨神经分支
4＝足底内侧神经

图 1.19   足部感觉神经支配：（A）背侧和（B）足底

脊柱

骨骼和关节（图 1.20、1.21）

脊柱开始于枕骨以下的颈椎（寰枕关节），止于融合椎体形成的骶骨和尾骨：

- 先天的矢状面弯曲位于胸椎（后凸）和骶尾部
- 后天的矢状面弯曲位于颈椎（前凸）和腰椎（前凸）区域
- 胸椎后凸可平衡颈椎和腰椎前凸
- 脊神经根包括
  - 8 个颈神经根（7 个椎骨）
  - 12 个胸神经根
  - 5 个腰椎神经根

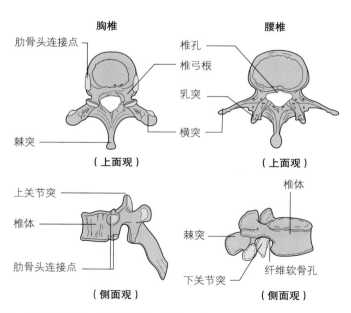

图 1.20　单椎骨特征。滑膜关节面关节在各个椎骨之间提供关节连接。这些关节由周围的韧带（棘上韧带、棘间韧带、前纵韧带、后纵韧带以及黄韧带）支撑

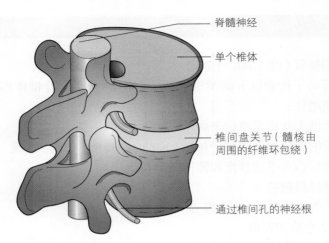

脊髓神经

单个椎体

椎间盘关节（髓核由周围的纤维环包绕）

通过椎间孔的神经根

图 1.21 软骨椎间盘（由髓核和纤维环组成）参与脊柱大体运动

- 5 个骶神经根和 1 个尾神经根
- 成人脊髓终止于 L1 水平
- 大多数椎体有前体和后环（椎弓根、椎板、横突和棘突）
  - 保护椎管内的神经部分
- 椎体间由椎间盘连接。椎间盘由纤维环和其内的髓核组成
  - 纵韧带也增加椎间强度。

胸腰肌群（图 1.22）

- 背部的外部肌肉包括与肩部和手臂运动有关的肌肉（如背阔肌）和与呼吸有关的肌肉（如后锯肌）
- 背部的固有肌是与脊柱的基本运动有关的肌肉（如棘肌、腰方肌、腰大肌）。不平衡的肌肉动作会导致脊椎骨的位移和旋转，即脊柱侧凸。

血供

椎动脉、颈深动脉、肋间动脉和腰动脉供应脊髓前动脉和两条脊髓后动脉。在下脊髓中，脊髓前动脉主要由大前根动脉（也称

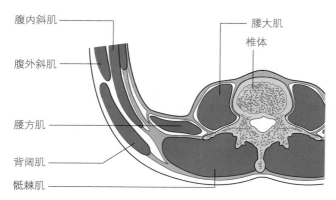

腹内斜肌

腰大肌

椎体

腹外斜肌

腰方肌

背阔肌

骶棘肌

图 1.22　背部肌肉。骶棘肌参与脊柱的屈曲、后伸及侧屈。横突棘肌（图中未显示）参与脊柱后伸和旋转，横突棘肌和棘间肌参与脊柱后伸和侧凸

Adamkiewicz 动脉）的根动脉提供。脊柱的血供包括：

- 颈椎：如椎动脉或基底动脉
- 胸椎：如肋间动脉或脊髓前动脉
- 腰椎：如腰椎节段动脉或髂总动脉
- 骶椎：如髂内动脉或骶动脉。
-

> **💡 重要提示**
>
> **脊柱**
>
> 随着年龄的增长，椎间盘水分逐渐丢失并退化（可导致背部疼痛）。髓核可突破纤维环突出（椎间盘突出）。这反过来又会导致坐骨神经根受压，从而可能导致腿部疼痛和感觉异常（坐骨神经痛），还可能涉及运动功能受损，如蹞趾背伸无力。最常见的发病部位是L4/L5和L5/S1水平。

（张喜财　译）

第 2 章
病史与体格检查

病史和临床检查总是从向患者自我介绍开始（图 2.1）。首先表明您的姓名和职位；接下来，确认患者身份非常重要，通常要通过询问他们的姓名和出生日期来确认身份。然后要向患者解释您接下来要做什么，并要获得患者的口头同意，才可以继续往下进行。

骨科和风湿性疾病的临床检查按照 Graham Apley 的三联系统即视诊、触诊和活动进行。然后应按照前面检查结果的提示进行特殊检查和完整的神经血管检查。需要谨记的是视诊应该从患者一进入诊室开始。行走步态、助行器的使用和任何表明他们在移动时感到痛苦的证据都可以在诊疗开始前提供有用的信息。

良好的临床检查应充分尊重患者的尊严，但同时也需要了解患区的上下关节以及对侧情况以便进行比较。视诊时，主要关注皮肤（如瘢痕、红斑、皮疹、瘀伤等）、软组织（积液、关节肿胀、肿块、萎缩）和骨骼的整体序列和形态（如内翻或外翻、固定屈曲畸形、腰椎后凸或脊柱侧凸）。在开始触诊之前，确认患者是否处于疼痛状态，观察患者的面部表情来确定他们是否感到任何不适。活动检查需要主动（由患者自己活动）和被动（由检查人员完成）评估。

重要术语包括：

- 外展（远离中线）和内收（靠近中线）
- 屈（躯干或肢体向前运动）和伸（躯干或肢体向后运动）

- 内旋（向内 / 朝向中线旋转）和外旋（向外 / 远离中线旋转）
- 旋前 - 旋后（手掌、脚底向下 / 向后和手掌、脚底向上 / 向前）
- 内翻 - 外翻（足跟向中线倾斜、足跟远离中线倾斜）。

部分患者的关节活动范围可能超过正常的限度。如果发现了这种情况，应该对关节过度活动进行正规检查（表 2.1）。Beighton 评

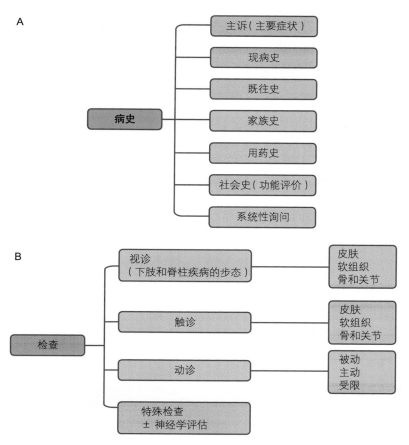

图 2.1 病史内容（A）和肌肉骨骼系统的检查（B）。在体格检查中，要按照视诊、触诊、动诊、特殊检查的顺序进行。记住要评估下肢和脊柱疾病的步态。上肢和下肢的神经学评估详见图 2.20 和表 2.5

分为 6 分或 6 分以上提示关节过度活动。

在评估感觉时，可以运用 Stroke 检查与对侧相比较，但为了精确地描述感觉异常，可能需要两点辨别检查。肌力可以使用医学研究委员会（Medical Research Council, MRC）量表进行分级（表2.2）。重要的是要了解每一块肌肉的活动及支配该肌肉的神经根和周围神经。

表2.1　关节过度活动的Beighton评分

测试	得分
小指在掌指关节处过伸＞90°	每侧1分
拇指屈曲触摸前臂的屈肌表面	每侧1分
肘部过伸＞10°	每侧1分
膝关节过伸＞10°	每侧1分
站立体前屈能够双手平放在地板上，膝关节伸直	1分

※ 得分为 6 分或 6 分以上表示过度活动

表2.2　肌力MRC分级作为神经学评估的一部分

分级	内容
0	无收缩
1	可测到肌肉收缩
2	全范围主动运动，但不能抵抗自身重力
3	可抵抗自身重力的全范围主动运动
4	主动活动抵抗阻力时肌力下降
4+	抵抗阻力时可以检测到肌力轻度下降
5	肌力正常，可以完全抵抗阻力

病史

主诉

应获得一个目前问题的简要描述（如左脚踝受伤，左髋关节疼痛，全身关节疼痛肿胀）。

现病史

让患者回忆最初的症状是什么时候开始出现的，并对其进行描述。需要询问的内容包括：

- 突然发病还是逐渐发病
- 单个还是多个关节
- 小关节还是大关节
- 诱发因素，如感染、药物和创伤
- 描述疼痛时，借用助记词"SOCRATES"来描述关键特征：部位（site）、发作（onset）、特点（character）、放射（radiation）、缓解因素（alleviating factors）、时间变化（timing）、恶化因素（exacerbating factors）及严重程度（severity）
- 询问肿胀、发红和发热等
- 询问全身症状
  - 不适、体重减轻或厌食
- 询问有无晨起僵硬（提示炎症原因）
- 询问运动时症状是否变得更严重（暗示机械病理），或休息时症状是否更严重（非机械病理）
- 询问对功能的影响
  - 对日常生活和职业活动方面的影响
- 询问有无肌肉无力
- 近端还是远端。

背部痛是潜在的重要病理变化指示（如感染、肿瘤、脊髓或马尾神经压迫）

- 背痛突然发作
- 近期较大的创伤
- 先前罹患恶性疾病
- 全身症状（如：不明原因的体重下降和发热）
- 免疫抑制剂（如：皮质类固醇、抗风湿药、生物制剂）
- 严重或进行性的神经功能［感觉和（或）运动］改变
- 无痛性尿潴留

- 会阴区或臀部感觉异常和（或）大便失禁。

既往史

询问以往明确诊断的风湿病（如 RA）、血管炎、SLE、OA 和骨质疏松症病史是很重要的。明确以往有无创伤病史，包括之前因肌肉骨骼问题而行手术的病史。对所有患者来说，记录下他们所有关于发育延迟和关节问题的病史是必要的，包括在儿童时期的感染，以及任何以前的手术史。还应询问患者的其他主要疾病，包括：

- 心脑血管疾病
- 既往肺栓塞（PE）或深静脉血栓（DVT），包括凝血异常的家族史
- 糖尿病和其他内分泌疾病
- 慢性阻塞性呼吸道疾病或哮喘
- 癫痫
- 胃肠疾病
- 慢性肾疾病
- 免疫抑制疾病，如：HIV 感染 / 艾滋病
- 药物（见用药史）。

家族史

许多肌肉骨骼疾病有遗传的成分，阳性家族史可以在下述疾病中被发现：

- 风湿病，例如风湿性关节炎、银屑病关节炎、强直性脊柱炎、系统性红斑狼疮，痛风
- 过度活动综合征（见表 2.1）
- 骨质疏松症
- 先天性骨骼异常，如髋关节发育不良
- 一些原发性骨肿瘤和肿瘤样疾病，如多发性神经纤维瘤
- 血液疾病，如血友病
- 骨骼发育不良，如纤维发育不良和侏儒症。

用药史（见第 8 章）：
需要询问的主要用药史有：

- 镇痛药物
  - 非甾体类抗炎药，有消化道出血和肾功能损害的风险
  - 阿片类药物，有潜在的副作用和耐药性。但在大多数情况下，也是一个有用的疼痛严重程度的标志
- 抗凝药物
  - 阿司匹林、氯吡格雷、华法林和新型口服抗凝血剂（如：利伐沙班）
  - 这些药物的使用表明其有心血管或血栓栓塞性疾病史，并且可能需要在围术期调整用量或暂停使用（见第 4 和第 8 章）
- 皮质类固醇，长期使用易患骨质疏松症和感染以及许多其他副作用
- 利尿剂，特别是噻嗪类药物，易导致痛风
- 米诺环素、肼苯哒嗪和普鲁卡因胺易导致药物性狼疮
- 抗风湿药物有很多潜在的副作用
- 生物制剂引起免疫抑制
  - 围术期通常应停止使用
- 包括草药在内的非处方药
- 药物过敏。

社会史
应进行全面评估，包括：

- 职业（包括配偶的职业）
- 居住环境（公寓、住宅、楼梯数）
- 家庭动态
  - 是否有残疾的年迈父母或配偶需要照顾？
  - 孩子们怎么样？如果考虑行需长期恢复的手术，他们是否会就近提供帮助？

- 日常生活活动
  - 可以正常活动或是需要使用辅助工具
  - 洗衣、穿衣、走路（楼梯）、写作和做饭
  - 社会支持，如护理人员
- 饮酒情况
- 吸烟及消遣性毒品
- 饮食情况。

系统性询问

系统性询问包括心血管系统、呼吸系统、胃肠道系统、泌尿生殖系统、神经系统。以下内容也应具体询问：

- 全身不适：发热、出汗、全身乏力和体重减轻
  - 可能提示感染、血管炎或隐匿性恶性肿瘤
- 呼吸困难
  - 考虑肺纤维化或累及心脏的血管炎、SLE 或结缔组织病（CTD）
- 点蚀甲和甲剥离
  - 提示银屑病关节炎
- 伸侧皮疹
  - 提示银屑病关节炎
- 光敏性皮疹
  - 提示系统性红斑狼疮
- 嘴唇干裂和干眼
  - 提示干燥综合征
- 眼睛疼痛或红肿
  - 考虑葡萄膜炎或结膜炎
- 口腔溃疡
  - 考虑 SLE 或白塞（Behcet）综合征
- 反复流产
  - 提示 SLE 或抗磷脂综合征。

> **重要提示**
>
> **病史**
>
> 良好的病史描述应以清楚的主诉、主诉细节以及伴随症状为开端。危险信号症状，包括非机械疼痛、夜间疼痛、食欲不振、体重减轻、发热、全身乏力和盗汗，通常提示存在重要的潜在病理变化。既往病史和用药史应包括童年史和既往手术史。相关家族史将有助于诊断和突显潜在危险因素。社会史应包括吸烟、饮酒、职业、活动水平和行走辅助工具的使用，以及日常生活活动和社会支持的使用等细节。

腕和手

视诊
- 皮肤和指甲变化
  - 银屑病患者的甲剥离和点蚀
  - 血管炎患者的指甲梗死和溃疡
  - 银屑病关节炎患者在伸肌表面有红色鳞片状皮疹
- SLE 患者光敏性皮疹
- SLE 和 CTD 患者的雷诺综合征
- 硬皮病和 CTD 患者的皮肤增厚
- 肌肉萎缩（注意是单侧还是双侧）
  - 鱼际隆起（正中神经）
  - 小鱼际隆起（尺神经）
  - 骨间肌（手背掌骨间凹陷，有时见于 RA 或尺神经损伤）
- 单个关节红肿和发热
  - 提示痛风、假性痛风、感染或反应性关节炎
- 多发性关节软组织肿胀
  - 提示 RA、PsA 和血清阴性脊柱关节病
- PIPJ 和 DIPI 的骨膨胀
  - OA
- 肌腱及腱鞘肿胀
  - 提示 RA 感染和其他炎症性疾病

- 畸形
  - 半脱位和骨折
  - Paget 病导致的骨畸形
  - RA 的鹅颈畸形、钮孔样畸形、结节、尺偏和 Z 形拇指畸形（见第 5 章）
  - OA 中的 Heberden 结节和 Bouchard 结节（见第 5 章）
  - 痛风的痛风石
  - 指硬皮病（糖尿病、硬皮病、系统性红斑狼疮）
  - 手掌筋膜增厚伴手指固定屈曲畸形（Dupuytren 挛缩）。

触诊
- 骨压痛
  - 骨折（如：解剖鼻烟窝压痛应怀疑舟骨骨折）
  - 肌腱端炎（如：强直性脊柱炎的肌腱止点）
  - 软骨病（全身骨压痛）
- 软组织肿胀
  - 关节周围压痛和皮温升高提示滑膜炎或感染
- 屈肌腱（腱鞘）肿胀和增厚
- 尺侧、桡侧和正中神经的皮节（见第 1 章，图 1.12）
- 关节活动时诱发出的骨擦音和扳机指。

动诊
- 询问活动时的疼痛情况
- 捏力、精细捏持和握力
- 腕关节桡偏 0°~25°，尺偏 0°~50°，背屈 0°~90°（图 2.2）和掌屈 0°~90°（图 2.3）
- MCPJ、PIPJ 和 DIPJ 掌屈和背伸
- 手指过伸（可能提示过度活动，见表 2.1）
- 具体肌肉及神经支配详见表 2.3。

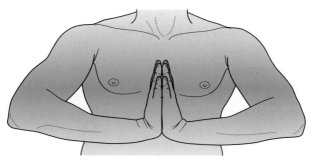

图 2.2　腕背伸（祈祷手势）

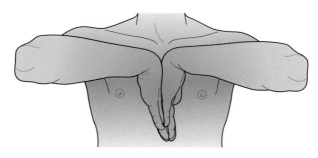

图 2.3　腕掌屈

特殊检查

- Finkelstein 试验（De Quervain 腱鞘炎，见第 6 章）
- Tinel 试验和 Phalen 试验
  - 腕管综合征，见第 6 章
  - 尺神经病变
- Forment 征（图 2.4）
  - 尺神经病变
- Allen 试验
  - 评估桡动脉和尺动脉与掌动脉弓是否通畅
  - 按压住手腕处的两条动脉

- 患者反复握拳几次直到手变苍白
- 依次释放各个动脉以评估手的再灌注。

表2.3 评估手和腕部的肌肉和神经

评估近端指间关节弯曲是通过将其他手指固定伸直，并要求患者弯曲被检查的手指。评估远端指间关节是将近端指间关节固定在伸直位以便检查（谨记蚓状肌和骨间肌在屈掌指关节的同时可以背伸指间关节）

运动	肌肉	神经支配
拇指外展	拇短展肌	正中神经
	拇长展肌	桡神经（骨间背侧神经）
拇指内收	拇收肌	尺神经
拇指屈曲：		
掌指关节	拇短屈肌	正中神经
指间关节	拇长屈肌	正中神经（骨间掌侧神经）
拇指伸展：		
掌指关节	拇短伸肌	桡神经（骨间背侧神经）
指间关节	拇长伸肌	桡神经（骨间背侧神经）
手指外展	背侧骨间肌	尺神经
手指内收	掌侧骨间肌	尺神经
手指屈曲：		
近端指间关节	指浅屈肌	正中神经
远端指间关节（示指、中指）	指深屈肌	正中神经（骨间掌侧神经）
远端指间关节（环指、小指）	指深屈肌	尺神经
腕背伸和外展	桡侧腕长伸肌	桡神经
	桡侧腕短伸肌	桡神经（骨间背侧神经）
腕背伸和内收	尺侧腕伸肌	桡神经（骨间背侧神经）
腕掌屈和外展	桡侧腕屈肌	正中神经
腕掌屈和内收	尺侧腕屈肌	尺神经

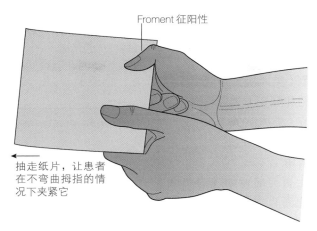

图 2.4　Froment 征。由于右拇指内收麻痹（拇收肌由尺神经支配），患者在不弯曲右拇指指间关节（拇长 / 短屈肌由正中神经支配）的情况下，无法夹紧纸张

💡 **重要提示**

腕和手

在检查手和腕时，你可以学到很多。受累关节的分布通常足以提示类风湿关节炎（对称性累及腕、掌指关节和近侧指间关节）、骨关节炎（近、远侧指端关节、第一掌掌关节）或银屑病关节炎（不对称累及远、近侧指间关节，伴指甲营养不良和皮疹）。通常很难对类风湿关节炎患者的运动范围进行规范的评估，但对一些常规活动（如写字和系扣子）的评估也会很有帮助。一个简明的手部神经学评估包括正中神经（桡侧3.5指感觉，拇指外展功能）、骨间前神经（"OK征"来评估拇长屈肌功能和指深屈肌）、尺神经（尺侧1.5指感觉，小指外展功能）和桡神经（手背虎口感觉，拇指背伸功能）。

肘和前臂

视诊

- 红、肿、热
  - 鹰嘴滑囊炎（RA）

- 伸面银屑病斑块
- 积液（常见于髁下外侧间隙）
- 畸形
  - 关节（类风湿关节炎、骨关节炎、感染）
  - 肌腱和腱鞘（类风湿关节炎）
  - 结节（类风湿关节炎）
  - 骨折和（或）脱位
  - 提携角
    - 上臂与前臂轴线的夹角
    - 患者直立位，伸肘，前臂旋后
    - 正常为 7° ~16°（女性较男性角度大）
    - 异常，如髁上骨折造成的肘内翻
  - 肌萎缩。

触诊
- 局部压痛或皮温
  - 内外上髁（高尔夫球肘 / 内侧和网球肘 / 外侧）
  - 内外侧副韧带复合体
- 鹰嘴
  - 结节（类风湿关节炎）、积液和痛风石
- 活动关节（包括桡骨头旋前旋后）时的骨擦音。

动诊
- 询问活动时是否有疼痛感
- 屈伸（0° ~150°）
- 肩内收，肘屈至 90° 时，旋前旋后（0° ~90°）
- 侧副韧带评估应上臂伸直位，肘关节屈曲约 25°
  - 内外翻不稳定性的评估。

特殊检查
- 外上髁炎（网球肘）

- 手腕及手指背伸时疼痛
- 内上髁炎（高尔夫球肘）
  - 屈曲手腕和手指时疼痛
- Tinel 试验
  - 尺神经病变。

> 💡 **重要提示**
>
> **肘与前臂**
>
> 肘运动的功能范围为伸直30°到屈曲130°。典型的爪形手出现于尺神经损伤（手的固有肌麻痹），如腕尺管的损伤。然而尺神经损伤靠近肘关节部位时爪形手畸形不那么明显，原因是环指和小指的指深屈肌麻痹。

肩

视诊
- 前后（位）
  - 肩部轮廓对称
- 肌萎缩
  - 冻结肩
  - 肩袖病变
  - 神经系统疾病
- 红、肿、热
  - 可能被三角肌掩盖的积液
- 畸形
  - 翼状肩（胸长神经麻痹）
  - 脱位（肩锁关节或盂肱关节"台阶"）
  - 肩锁关节或胸锁关节突出［骨关节炎和（或）损伤史］。

触诊
- 以下部位出现关节和软组织的压痛和（或）肿胀
  - 肩锁关节、胸锁关节、盂肱关节

- 锁骨（检查有无畸形或不稳定迹象）
- 肩峰和肩峰下间隙
- 肩胛冈
- 关节摩擦音
- 腋神经皮支的感觉异常（徽章征）。

动诊

- 询问活动时有无疼痛
- 双手放在头后，手肘向后推（图 2.5A）
  - 评估肩屈曲、外展和外旋功能
- 双手放在背后（图 2.5B）
  - 评估肩后伸、内收和内旋功能
- 肩关节特定运动
  - 肘屈 90°，肩充分内收时（图 2.6A），内旋指尖达 T4~T9 棘突，外旋可达 0°～50°
  - 用手固定肩胛骨，前屈可达 180° 和后伸可达 60°（图 2.6B）
  - 用手固定肩胛骨，外展可达 180° 和内收可达 30°（图 2.7），外展最开始的 60°～80° 只有盂肱关节参与，而超过此角度时，盂肱关节和肩胛胸廓关节都参与外展。

特殊检查

- 肩袖
  - 抵抗阻力外展时疼痛提示冈上肌腱炎
  - 启动主动外展，当外展到 40°～120° 时感到疼痛即为疼痛弧综合征（图 2.8），常见于肩袖撞击。当外展至 100°，内旋时可再次引发疼痛（Hawkins 试验，见于冈上肌撞击）
  - 被动外展至 30°～45° 之后继续主动外展（由于三角肌）则提示肩袖（冈上肌）撕裂
    - Jobe 试验：外展 90°，前屈 30°，臂内旋使拇指向下，向下按压上臂
    - 无力和（或）疼痛提示撕裂或撞击

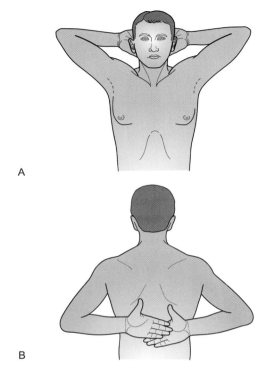

图 2.5　全面评估肩部的运动。（A）双手放在头后，手肘向后推；（B）双手放在背后，手肘向后推（改编自 Ford 等，2005）

- 抗阻力内旋时疼痛提示肩胛下肌病变（确认试验为 Geber 试验：不能主动将手背抬起远离脊柱）
- 抗阻力外旋时疼痛提示冈下肌病变
- 臂丛神经评估
  - 运动和感觉评估参见图 2.20 和表 2.5
- Yergason 试验（肱二头肌抗阻力试验）
  - 前臂抗阻力外旋时疼痛提示肱二头肌腱炎
- 翼状肩胛试验
  - 推墙时，肩胛骨突出
  - 内侧翼状肩胛——支配前锯肌的胸长神经（C5-C7）损伤，

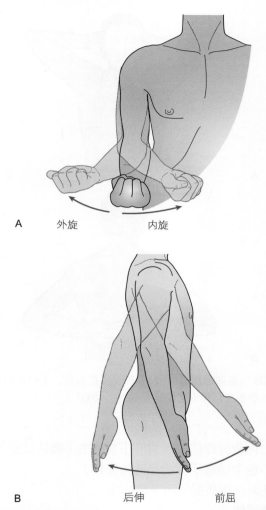

图 2.6　肩关节的运动。（ A ）肩部的外旋和内旋 . 外旋功能损伤时可能表明有冻结肩、骨关节炎或者肩关节脱位 . 当阻抗外旋检查时出现疼痛可能提示冈下肌病变，阻抗内旋时出现疼痛可能提示肩胛下肌病变。（ B ）肩部的屈伸运动

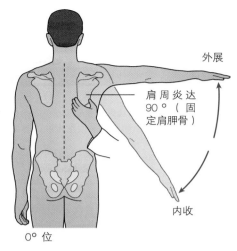

外展

肩周炎达
90°（固
定肩胛骨）

内收

0°位

图 2.7　肩外展和内收

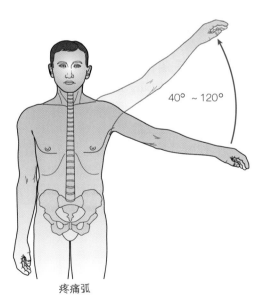

40°～120°

疼痛弧

图 2.8　疼痛弧综合征提示肩峰下撞击综合征。然而，一个近乎垂直
（160°～180°）的疼痛弧提示肩锁关节有病变，而且绕颈试验呈阳性（当手
臂向前提升 90° 并主动内收到对侧胸部时，出现肩锁关节疼痛）可进一步
确定

例如，在腋窝淋巴结清扫时损伤或者是由于神经炎导致

• 外侧翼状肩胛——斜方肌无力（副神经）。

重要提示

肩部

颈部疼痛可放射至肩部，所以肩痛患者通常需要对颈部进行全面评估。肩袖问题是很常见的，所以了解如何区分撕裂和炎症是很重要的，前者并不总是伴有疼痛，但是会缩小运动范围和导致功能丧失。患有肩周炎时，肩关节的运动会明显受损，尤其是外旋功能。翼状肩胛可发生于肩胛骨内侧（由于前锯肌薄弱），或是外侧（由于斜方肌薄弱）。

髋部

视诊

• 步态要看节奏性和对称性（表 2.4）
  • Trendelenburg 步态（鸭步或摇摆步态）是由于臀中肌无力而致，因此行走时负重侧骨盆不能抬高
  • 臀中肌无力时 Trendelenburg 试验（图 2.9）可呈阳性，例如，髋关节发育不良、髋内翻、脊髓灰质炎、髋关节脱位或者股骨颈畸形以及术后并发症
  • 避痛步态是一种减轻疼痛的步态，因为患者试图通过单侧的短距离跨步来缩短患侧髋关节的负重时间
  • 足下垂步态是由于踝关节背屈肌无力而致行走时高抬腿，足尖着地，例如腓总神经麻痹
• 站立
  • 脊柱侧凸、后凸和腰椎前凸消失
  • 骨盆倾斜
• 仰卧
  • 检查骨盆是否与脊柱垂直（直角）
  • 肿胀（渗出）、泛红、发热、肌肉萎缩（例如臀部）、畸形和手术瘢痕

表2.4　常见的异常步态

步态名称	说明	原因
Trendelenburg 步态	摇摆、蹒跚、鸭步步态 臀中肌功能障碍（无力）	髋关节发育不良、 髋内翻、脊髓灰质炎、 髋部手术史、 L5神经根病
避痛步态	点划步态 患肢站立时间缩短 减轻疼痛步态	骨关节炎
共济失调步态	缺乏平衡感 律动障碍	小脑共济失调、 酒精中毒、药物治疗、 卒中、外周神经病变
足下垂步态	跨越步态 行走时高抬腿 足尖着地 足背伸不能	腓总神经病变 本体感觉丧失
畸形	内八字 绊倒步态——足被负重的肢体 绊住	持续性股骨前倾

Reproduced from Table 33.3 in Datta PK, Bulstrode CJK, Nixon IJ. MCQs and EMQs in Surgery: A Bailey & Love Revision Guide. 2nd edition. CRC Press; 2015.

- 托马斯（Thomas）试验测试固定屈曲畸形（FFD）：患者仰卧位，将手置于腰椎前凸下，屈曲未受影响的正常侧髋部，直至腰椎前凸变平→固定屈曲畸形患者可见患侧髋关节明显屈曲。

触诊

- 关节、骨骼和软组织压痛或肿胀
  - 骨盆（如髂前上棘和髂后上棘）
  - 股骨大粗隆（滑囊炎）
- 测量下肢长度时，应使患者平卧，骨盆垂直于躯干，腿伸直，双下肢外展角度相同（图 2.10 ）
  - 真实下肢长：髂前上棘至内踝之间距离
  - 表观下肢长：胸骨剑突至内踝之间距离

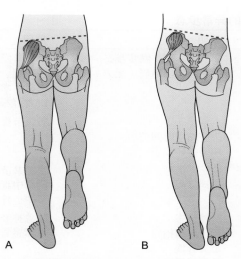

A   B

图 2.9 Tredelenburg 试验。蹲在患者面前，双手放在其髂前上棘上，嘱咐患者轮流屈膝关节以抬高每条腿，使其每次单腿承受重量。（A）左腿外展肌功能正常。左侧骨盆倾斜，右侧抬高。（B）左腿外展肌功能异常。左侧骨盆抬高，右侧降低

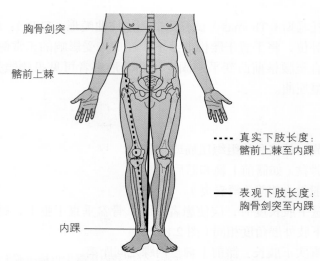

图 2.10 真实和表观下肢长度测量（Adapted from Ford et al 2005.）

- Galeazzi 试验
  - 患者仰卧位，屈髋 60°，屈膝 90°
  - 可以区分下肢长度差异原因在于胫骨还是股骨。

动诊
- 询问运动时是否存在疼痛
- 屈髋 0°~120°（仰卧位），后伸 20°（俯卧位）
- 将上臂置于患者对侧髂前上棘上以稳定患者及骨盆
  - 外展 0°~50°（成人），内收 0°~30°（图 2.11）
- 患者仰卧，髋、膝关节屈曲至 90°
  - 内旋 0°~30°，外旋 0°~60°（成人）（图 2.11）
  - 平卧位旋转患者下肢如果引起剧烈疼痛，提示其髋关节易激惹

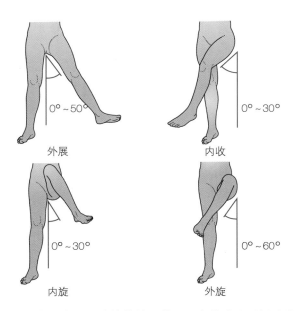

图 2.11　髋关节外展内收、内旋外旋。外展和内旋减少可提示髋关节骨关节炎（Adapted from Ford et al 2005.）

- 股骨髋臼撞击征可以在屈髋 90° 以上情况下通过内收和内旋髋关节来评估。

 重要提示

髋关节

对患者步态良好的评估有助于诊断，并进一步指导临床检查。确保在患者仰卧和负重的情况下评估下肢整体力线情况。髋关节炎在屈伸受限前常常出现内、外旋活动受限，以无法内旋为特征性表现。

膝

视诊

- 步态和站立畸形
  - 固定屈曲畸形
  - 外翻（内踝间距离增大，即膝外翻 X 形腿）
  - 内翻（股骨内侧髁间距离增大，即膝内翻 O 形腿）
  - 反张（后伸畸形）或屈曲（屈曲畸形）
- 肌肉萎缩
  - 股四头肌：如果可以观察到，需测量双侧髌骨上 10 cm 处大腿周长
- 肿胀、发红、发热
  - 膝关节前方和后方视诊
  - 髌上积液（马蹄铁状）
  - 手术瘢痕，例如正中切口和关节镜检查口
- 仰卧位畸形
  - 骨骼轮廓
  - 膝关节力线
  - 被动抬高下肢时，出现反张或屈曲畸形。

触诊

- 关节线和韧带压痛（屈膝 90°）

- 水肿
  - 腘窝后（Baker 囊肿）
  - 髌前滑囊炎（女佣膝）
  - 髌下滑囊炎（牧师膝）
- 积液
  - 积液诱发试验：患者仰卧，膝关节伸直，用 4 根手指按压膝关节内侧髌骨下方，将膝关节前内侧腔室积液向上推。稍等片刻后重复此动作，但这次向下扫过膝关节外侧。如果积液存在，因积液又流回膝关节内侧，可以观察到膝关节内侧凸起
  - 浮髌试验（图 2.12）：膝关节伸直，如图所示将积液从髌上囊向下挤压，因为积液聚集在髌骨下方，此时向下轻按髌骨会有明显的"咔嗒"感
- 关节活动时骨擦音
- 向外侧推髌骨诱发髌骨恐惧症
- 红肿和（或）发热

动诊
- 询问运动时是否存在疼痛
- 膝关节伸展和屈曲（0°~140°）

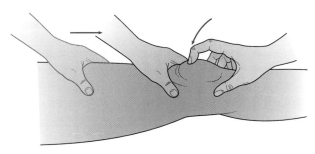

图 2.12　浮髌试验检查膝关节积液（Adapted from Ford et al 2005.）

- 交叉韧带和侧副韧带检查（图 2.13）
  - 伸直位侧副韧带松弛提示交叉韧带损伤；在膝关节屈曲 10°~20° 时侧副韧带检查最明显
  - 损伤可分为正常、压痛但无松弛、松弛但有终点、松弛无终点

特殊检查

- Lachman 试验是检查 ACL 不稳定的另一种方式（膝关节屈曲至 20°，一只手放在大腿上，一只手放在胫骨后方，大拇指放在胫骨结节上，向前拉胫骨）
- 轴移试验
  - 评估膝关节前交叉韧带缺陷
  - 除非患者深度放松或麻醉状态下，否则难以引出阳性体征
- McMurray 试验检查半月板损伤（在伸膝状态下内旋或外旋足部时关节线咔嗒声或疼痛）
- 直腿抬高试验检查伸肌装置无力和（或）断裂（见第 6 章）
  - 先被动抬腿，以确保患膝可充分伸展
  - 然后患者主动直腿抬高
- Dial 试验（胫骨外旋试验）：患者俯卧，屈膝 30° 和 90°
  - 双脚外旋，当两腿相差 >10° 时为阳性
  - 30° 时阳性 = 后外侧角损伤
  - 90° 时阳性 = 后外侧角合并 PCL 损伤。

 重要提示

膝关节

与所有关节查体一样，膝关节查体时患侧和对侧对比是非常有用的。浮髌试验仅在大量积液渗出的情况下才会出现阳性结果，而积液诱发试验更为灵敏，可用于检查少量关节积液。膝关节屈曲时髌骨部位的骨擦音提示髌股骨关节炎。当冠状面畸形与膝关节骨关节炎相关时，需要明确该畸形是被动活动可以纠正的，还是固定畸形。

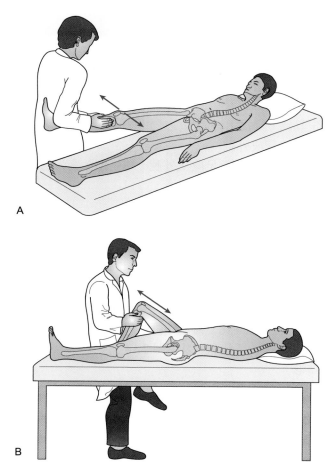

图 2.13 （A）侧副韧带试验需要在膝关节完全伸展和屈曲 10°~20° 两种体位进行。膝关节内翻和外翻位置压力测试外侧副韧带和内侧副韧带。（B）前抽屉试验：膝关节屈曲 90°，将胫骨向前拉（ACL）。后抽屉试验：膝关节屈曲 90°，将胫骨向后推（PCL）。检查者坐在患者脚附近，如（B）所示，双手放在弯曲的膝关节上（Adapted from Ford et al 2005.）

踝和足

视诊

- 步态（表 2.4）和站立畸形
  - 从侧面、前面以及后面评估
  - 固定马蹄（常提示神经病变或短肢）
  - 后足：内翻或外翻
    - 正常情况下，后足应从外翻（站立位）变为内翻（踮起脚尖位）
  - 前足：内收或外展
  - 内侧足弓：将手放在足弓内
    - 高弓足（pes cavus）提示神经系统病变，例如：夏科 - 马里 - 图斯病（Charcot-Marie-Tooth disease，马蹄内翻足）
    - 扁平足（pes planus），如果有僵硬症状，可能提示跗骨联合或胫骨后肌功能不全（多趾症），可单独存在或是合并其他病理变化（扁平外翻足）
  - 足趾：槌状、锤状和爪状（图 2.14）。
- 仰卧畸形
  - 指甲：杵状指或凹点甲
  - 皮肤：胼胝和运动员足
  - 肿胀、发红、发热：踇趾痛风
  - 踇趾畸形：踇囊炎合并踇外翻、踇指僵硬。

触诊

- 关节及软组织压痛、捻发音、发热、肿胀
  - 前足（如 MTPJs）、中足（如舟骨）和后足（如足踝部、距骨、跟腱）
  - 胫后肌沿线及止点（内侧楔状骨和舟骨）压痛。

动诊

- 背屈（0~10°）和趾屈（0~30°）（图 2.15）

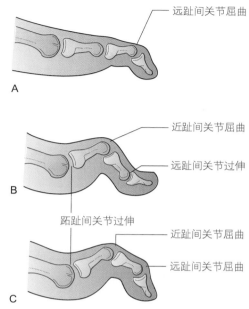

图 2.14 足畸形:(A)槌状趾;(B)锤状趾最常累及中趾;(C)爪状趾常因蚓状肌和骨间肌无力造成。后两者与踇外翻或不合脚的鞋子有关。如果非手术治疗无效,可能需要手术干预(Adapted from Coote A, Haslam P. Crash Course: Rheumatology and Orthopaedics. 2nd edition. Mosby; 2004.)

- 踝关节为主(膝关节屈曲放松腓肠肌以便查体)
- 距下关节活动检查:
  - 稳定踝关节,内翻/外翻跟骨
- 中跗骨活动检查
  - 稳定脚跟,旋前旋后脚掌(中跗骨活动)
- 检查胫后肌、胫前肌和腓骨肌的力量和不适(表 1.8)。

特殊检查

- Mulder 征
  - 莫顿(Morton)神经瘤

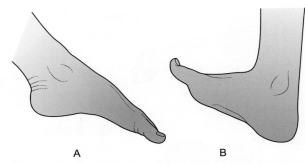

图 2.15　踝关节趾屈（A- 踩油门）和背屈（B- 松油门）。注意：由于屈膝时腓肠肌的放松，背屈角度更大

- 患者仰卧、按压跖骨间隙（通常为第二或第三跖骨间隙），按压跖骨头部引起特征性疼痛
- Silfverskiold 试验
  - 伸膝和屈膝（放松腓肠肌）状态下踝关节背屈，以测试绷紧状态下的腓肠肌相对收缩功能
- Thompson（汤普森）或 Simmonds（西蒙兹）试验（见第 6 章）
  - 患者俯卧，双脚悬于床尾
  - 挤压小腿中部，检查是否引起趾屈
  - 跟腱断裂 = 无法趾屈
  - 在跟腱断裂处可明显触及一个"台阶"
- 区分僵硬（病理性）与柔性平底足
  - 足尖站立（平足牵引试验）
  - 柔性平足应可见足弓，同时后足内翻
- 神经系统评估
  - 感觉障碍（见图 1.19）
  - 手套和袜套样感觉缺失而非皮区分布，可能提示糖尿病或维生素 / 叶酸缺乏
- 血管评估
  - 评估足背和胫后动脉搏动

- 多普勒和踝肱压力指数（ankle brachial pressure index, ABPI）。

 重要提示

足和踝

站立位和仰卧位视诊对于诊断足踝畸形是十分重要的。始终记住要评估胼胝体，因为这可能表明一个区域负重过重，并可以提示潜在病理的情况。跖骨头半脱位伴爪形趾是典型的晚期风湿性关节炎症状。

脊柱

视诊
- 肌肉萎缩
- 肿胀、发红或发热（异常）
- 背面（冠状位）及侧面（矢状位）检测有无畸形（图 2.16）
  - 颈部斜颈（冠状位）
  - 驼背（矢状位）
    - 正常胸椎后凸（20°~50°）
    - 随年龄增长而增加
  - 脊柱侧凸（冠状位）
    - 肌肉痉挛可引起类似的局部脊柱侧凸
  - 脊柱前凸（矢状位）
    - 颈椎前凸（20°~45°）
    - 腰椎前凸（40°~80°），主要从 L4 至 S1
- 皮损：例如脊柱基部毛发是脊柱隐裂的特征。

触诊
- 检查有无压痛、发热和肿胀
  - 椎旁
  - 脊柱（逐个检查）
    - 椎体滑脱的特征性"台阶"感。

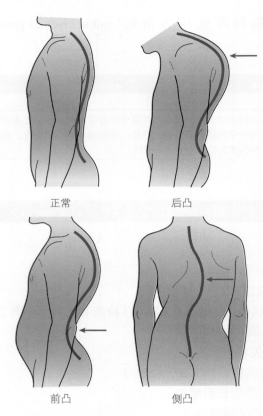

正常　　　　　　后凸

前凸　　　　　　侧凸

图 2.16　脊柱视诊可见的形态（Adapted from Ford et al 2005.）

动诊

- 颈部 / 颈椎（图 2.17）
  - 前屈（80°）和后伸（60°）
  - 左右旋转（0° ~80°）
  - 左右侧屈（0° ~45°）
- 由于肋骨和胸骨的存在，胸椎几乎是僵硬的

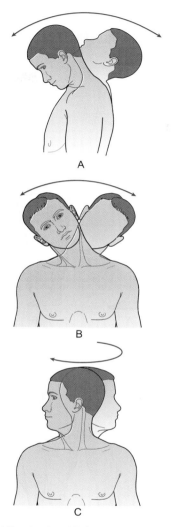

A

B

C

图 2.17 （ A ）颈椎屈伸。（ B ）颈椎侧凸。（ C ）颈椎旋转（ Adapted from Ford et al 2005. ）

- 腰椎（图 2.18 ）
  - 前屈（弯腰触摸足趾）和后伸

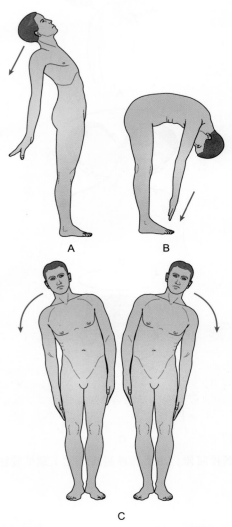

图 2.18 （A）脊柱后伸。（B）脊柱前屈。（C）脊柱侧屈（Adapted from Ford et al 2005.）

- 胸椎左右旋转（患者坐位）
- 侧屈（左臂向下滑触左腿，反之亦然）

特殊检查

- Schober 试验（图 2.19）
- 坐骨神经痛（L4-L5 或 L5-S1 椎间盘脱垂）
  - Lasègue 直腿抬高试验：患者仰卧，腿完全伸直，从床上抬起腿（直腿抬起）。患肢后部及足部出现疼痛和（或）感觉异常为阳性
  - Braggard 试验：在直腿抬高时，踝关节背屈会加重疼痛和（或）感觉异常为阳性
- 股神经激惹（L2-L3 或 L3-L4 椎间盘脱垂）
  - 患者俯卧，腿完全伸直，检查者抬起患肢（股神经牵拉试验）。大腿前方出现疼痛和（或）感觉异常为阳性
- 外周神经检查
  - 谨记脊柱疾病需要对上肢和（或）下肢进行完整的神经检查（表 2.5，图 2.20）。如果怀疑马尾综合征一定要检查鞍区有无麻木和直肠张力。

> 💡 **重要提示**
>
> **脊柱**
>
> 如果有明显的脊柱侧凸，记得让患者向前屈，从后面视诊。注意肋骨隆起（胸部侧凸）是特发性胸椎侧凸的表现。但是，如果畸形可消失，则提示为继发其他畸形引起的柔性弯曲（如腿不等长）。老年患者驼背强烈提示多发椎体骨折，尤其当高度丢失＞2.5 cm 时。

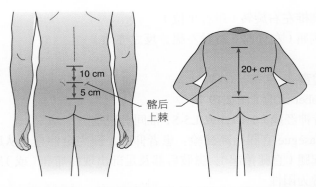

髂后
上棘

图 2.19 Schober 试验。从中线开始，分别于髂后上棘下方 5 cm 处和上方 10 cm 处做标记。在脊柱前屈时，上标记通常应向上移位 ≥ 5 cm。如果低于这个值，则提示病理变化如强直性脊柱炎（Adapted from Ford et al 2005.）

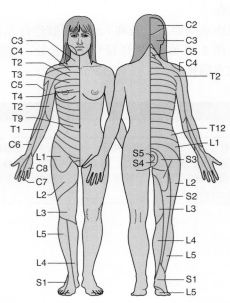

图 2.20 皮肤体表图

表2.5　上、下肢肌节、皮节及反射

水平	肌神经	皮神经	反射
上肢			
C5	三角肌（肩外展）	上臂外侧	肱二头肌腱
C6	屈肘、伸腕	前臂外侧	肱桡肌
C7	伸肘、屈腕	中指	肱三头肌腱
C8	伸拇指、指伸屈肌腱	前臂内侧	—
T1	指外展（掌骨间肌）	上臂内侧	—
下肢			
L2	屈髋	大腿前方/腹股沟	—
L3	伸膝	大腿前方及外侧	髌腱
L4	踝背屈	小腿及足内侧	髌腱
L5	伸蹈趾（蹈长伸肌）	小腿外侧及足背	—
S1	踝跖屈	足外侧及小趾	跟腱

Reproduced from Table 35.2 in Datta PK, Bulstrode CJK, Nixon IJ. MCQs and EMQs in Surgery: A Bailey & Love Revision Guide. 2nd edition. CRC Press; 2015.

（史宝明　译）

第 3 章
实验室及其他检查

章节纲要

常规血液学和生化检查	影像学检查
免疫学检查	组织活检
关节穿刺术及滑液分析	关节镜检查

常规血液学和生化检查

全血细胞计数

风湿性关节炎患者常出现全血细胞计数异常（表 3.1），在评估这些患者时应常规进行全血细胞计数。在老年骨科手术前进行全血细胞计数以排除贫血，以及特定患者术后也要进行全血细胞计数检查。重要的是当儿童和成人的全血细胞计数异常时要警惕隐匿性血液恶性肿瘤。

凝血

凝血筛查适用于术前接受华法林治疗的创伤患者和择期手术患者。对于有出血倾向、血液学疾病（如血友病）、慢性肝病（如肝硬化）、败血症（如 DIC）和大出血后的患者也应进行这种治疗。

常规筛选包括凝血酶原时间（外在途径）、活化部分凝血酶原时间（内在途径）和纤维蛋白原。为了标准化凝血酶原时间的报告，还需报告国际标准化比率。凝血酶原时间可在以下情况下延长：

- 华法林
- 肝疾病
- DIC。

表3.1　**全血细胞计数异常及其相关疾病**

分析	提示疾病
血红蛋白	
正常色素正常大小红细胞贫血	急性/慢性炎症，恶性肿瘤，自身免疫性疾病
低色素小红细胞贫血	胃肠道出血继发于应用非甾体抗炎药 继发于感染的铁利用障碍
白细胞计数	
中性粒细胞增多	细菌感染/脓毒症，类固醇，系统性血管炎
中性粒细胞减少	Felty综合征，SLE，DMARD治疗
淋巴细胞减少	SLE，DMARD治疗，病毒感染
嗜酸性粒细胞增多	Churg-Strauss综合征
血小板	
血小板增多	急性/慢性炎症
血小板减少	DMARD治疗，Felty综合征，SLE，感染

APTT 可在以下情况下增加：

- 普通肝素
- DIC
- 血友病 A/B。

D- 二聚体肽是一种血凝块形成的测量指标，用于排除术后静脉血栓栓塞的存在。但因其在术后患者、感染或炎症疾病患者中水平也升高，其特异性较差。

红细胞沉降率（ESR）和 C 反应蛋白（CRP）

ESR 和 CRP 在评估疑似罹患炎性风湿病和感染的患者时很有用。CRP 特异性更高，在感染和炎症开始后 10 小时内升高。对感染和炎症的反应 ESR 升高较慢，并且其他原因也可以引起其升高，如贫血和多发性骨髓瘤。在这些情况下，CRP 可能是正常的。相反，在罹患感染和炎症的红细胞增多症患者中 ESR 可能是正常的。

感染和炎症可导致其他实验室检查结果异常，统称为急性期反应。其特点是：

- 正常色素正常大小红细胞贫血
- 中性粒细胞增多
- 血小板增多
- CRP 和 ESR 升高
- 白蛋白水平降低。

肌酸激酶（CK）

因为肌肉损伤会导致血清 CK 水平升高，所以血清 CK 对肌肉疾病的诊断很有帮助。尽管同工酶 CK-MB（心肌特异性酶）或 CK-MM（骨骼肌和平滑肌特异性酶）是可以检测的，但通常是检测总 CK 水平。CK 升高的原因包括：

- 骨筋膜室综合征
- 肌肉萎缩
- 肌炎
- 酒精、毒品、过度运动、创伤、术后
- 非洲 - 加勒比人（通常高于高加索人）。

疑似患有肌炎或肌病的患者通常需要其他检查，如肌电图或穿刺活检，以明确诊断（见后文）。

常规生化检查

常规生化检查（血清尿素、肌酐、电解质，肝功能检查，钙，磷酸盐，白蛋白）可用于炎性风湿病、骨病和恶性肿瘤患者的评估。在骨科大手术后的围术期，需常规评估尿素和电解质。

一些骨病有特征性的血清钙、磷酸盐和碱性磷酸酶变化，见表 3.2。

尿酸水平升高易患痛风，但从未罹患痛风的肥胖和代谢综合征患者尿酸值也可能升高。相反，由于尿酸水平在炎症急性期降低，尿酸水平可能在痛风急性发作期间是正常的，因为急性炎症导致

表3.2　与常见骨病相关的生化紊乱

	血清 Ca^{2+}	血清 PO_4^{3-}	血清 ALP	血清 PTH	血清 25(OH)D
骨质疏松症	N	N	N	N	N/↓
Paget病	N	N	↑↑	N	N/↓
骨软化	N/↓	↓	↑	↑	↓↓
肾源性骨营养不良	↓	↑↑	↑	↑↑	N/↓
原发性甲状旁腺功能亢进	↑	N/↓	N/↑	↑	N/↓

↑：增加；↓：降低；N：在正常范围内

其水平下降。风湿病患者的肾功能也可能发生异常，可能是由于肾因性 SLE、结缔组织疾病、血管炎和痛风，或由于使用环孢素和非甾体抗炎药等肾毒性药物治疗所致。肝功能异常（尤其是 ALP）常见于风湿病发作时的炎症反应引起。另一个导致肝功能异常的常见原因是甲氨蝶呤和其他 DMARDs 的肝毒素引起的。

> 💡 **重要提示**
>
> **常规血液学和生化检查**
>
> CRP和ESR升高可见于无感染的术后患者，于48~72小时达到高峰，在术后3周内恢复正常水平。尿酸水平升高见于典型的痛风病史患者，但急性期尿酸水平可能正常。正常色素正常大小红细胞贫血常见于炎性风湿病患者。

免疫学检查

抗瓜氨酸肽抗体

抗瓜氨酸肽抗体（ACPA）对于炎症性关节炎患者是非常有用的检查。大约 70% 的 RA 患者（血清阳性 RA）的抗体水平是升高的，但其余 30% 的患者（血清阴性 RA）检测为阴性。尽管自身免疫性肝炎等疾病中 ACP 也可呈现为阳性，ACPA 对 RA 的诊断特异性（95%）高于 RF。值得注意的是，ACPA 在临床症状出现前数月或数年即可存在。ACPA 阳性的患者比 ACPA 阴性的患者预后更差，病情更严重。类风湿结节患者几乎总是 ACPA 阳性。大多数 ACPA 阳性的患者 RF 也阳性。

类风湿因子

类风湿因子（RF）检测可用于评估炎症性关节炎患者，但已大部分被 ACPA 检测所取代。60%~70% 的 RA 患者 RF 为阳性，但假阳性可出现于多种情况，包括 CTD、SLE、慢性感染、慢性肝病和恶性肿瘤。在一些健康的老年人中，该测试也可能呈阳性。类风湿结节患者 RF 几乎总是阳性的。RF 阳性的患者比 RF 阴性的患者病情更严重，预后更差。

抗核抗体

抗核抗体（ANA）的检测在评估疑似罹患 SLE 或 CTD 的患者时很有用。该检测包括将患者血清样本添加到体外培养的细胞株中，并使用间接免疫荧光显微镜寻找抗体与细胞核结合的证据。结果通常根据检测呈阳性的血清滴度报告（如 1：80，1：160等）。滴度越高，临床意义越大。ANA 阳性的原因包括：
- 系统性红斑狼疮
- 系统性硬化病
- 结缔组织疾病
- 干燥综合征
- 类风湿关节炎。

弱阳性 ANA 可见于正常人和患者罹患：
- 自身免疫性疾病，慢性肝炎，甲状腺疾病
- 重症肌无力
- 大面积烧伤。

当存在其他临床特征的情况下，ANA 阳性有助于 SLE 和 CTD 的诊断，但不能单独用于诊断。

抗双链 DNA 抗体

抗双链 DNA（dsDNA）抗体对系统性红斑狼疮具有高度特异性。当患者存在具有提示意义的临床症状并且 ANA 呈阳性时，抗 dsDNA 抗体可以明确 SLE 诊断。药物性狼疮患者的抗 dsDNA 抗体通常呈阴性。

抗核抗原抗体

对可提取核抗原的抗体进行检测对于 CTD、SLE 和炎性肌炎患者非常有用。某些抗体的存在与某些临床特征有关，但其特异性和敏感性较差。已知的关系包括：

- 抗 La—SLE、干燥综合征
- 抗 Jo-1—多发性肌炎
- 抗 sci–70—硬皮病
- 抗着丝粒抗体—混合 CTD
- 抗 sm 抗体—SLE 和肾受累
- 抗 Ro 抗体—SLE。与新生儿 SLE 和胎儿心脏传导阻滞有关。

抗中性粒细胞细胞质抗体

抗中性粒细胞细胞质抗体（ANCA）的检测对于怀疑有血管炎的患者的评估是有用的。这些抗体识别中性粒细胞细胞质内存在的酶。有两种主要的子类型：

1. 抗 PR3-ANCA（细胞质）：这些抗体识别蛋白酶 -3，并与肉芽肿合并多血管炎（也称为韦格纳肉芽肿病）有关。

2. 抗 MPO-ANCA（核周）：这些抗体针对髓过氧化物酶，并与微小脉管炎和 Churg-Strauss 血管炎有关

由于 MPO-ANCA 阳性也可在炎症性肠病或肿瘤患者中发现，因此该检测不具有完全特异性。

重要提示

免疫学

对具有自身免疫性疾病临床特征的患者，自身抗体的检测有助于确认正确的诊断。孤立的抗体检测阳性没有意义。

关节穿刺术及滑液分析

这是对急性关节肿胀患者的一项关键检查。它可以用于以下情况下的诊断和治疗性抽吸/注射：

- 明确急性单关节炎的诊断，特别是在败血症情况下
- 目的：减轻急性关节血肿患者的关节囊张力
- 局部麻醉 +/- 类固醇以定位疼痛的解剖来源（如肩袖撞击）
- 类固醇注射治疗退行性或炎性关节病
- 在骨折/脱位复位前局部或区域神经阻滞。

炎性关节炎患者白细胞增多，关节液混浊，黏度降低。随着关节炎症程度的加重（OA ＜ RA ＜ 血清阴性关节炎 ＜ 结晶性关节炎 ＜ 感染性关节炎），滑膜液特点见表3.3。滑液分析可为以下情况提供诊断依据：

- 急性痛风——炎性浸润和尿酸盐结晶
- 假性痛风——炎性浸润和焦磷酸钙晶体

表3.3　炎性和非炎性滑液特征*

	非炎性滑液	炎性滑液
体积	小	大
细胞数	低	高（导致混浊）
外观	清澈无色/浅黄色	混浊、半透明或不透明的液体，有脓液（脓关节病相关的营养不良）和/或出血（血肿）
黏度	因透明质酸而黏度高	因透明质酸分解而降低

* 血性关节表面漂浮的脂质沉积表明关节内骨折

- 反应性关节炎——炎症浸润
- 关节内出血——血液或染血液体
- 伴有渗出的创伤——血液或染血液体
- 感染性关节炎——炎症浸润和培养阳性。

相对禁忌证和注意事项有：
- 诱发感染性关节炎的风险（如全身感染、穿刺部位蜂窝织炎）
- 凝血障碍（如出血障碍、抗凝血药物）
- 关节假体
- 对使用的药物或其成分过敏。

潜在并发症：
- 感染
- 出血
- 持续 24~48 小时的症状短暂恶化（类固醇耀斑）。

即使没有怀疑有败血症，通常也要将滑液送到微生物室。如果怀疑有败血症，样本应标明"紧急"并要求做抗生素敏感试验。感染性关节炎最常见的致病菌是金黄色葡萄球菌。金黄色葡萄球菌及其他致病菌通常来源于患者的皮肤或血液，通常与关节假体或植入物感染有关。较不常见的致病菌是链球菌、结核分枝杆菌和淋球菌。

偏振光显微镜在痛风和假性痛风的鉴别诊断中特别有用。痛风可见长针状的尿酸钠晶体，具有较强的光强和负双折射。假性痛风可见小菱形或棒状焦磷酸钙晶体。其数量较少，并具有微弱的双折射。

操作

关节穿刺术

手术同意书

- 较低的引发败血症风险
- 多次注射可能造成软骨／肌腱损伤
- 注射后可能出现症状暂时恶化
- 皮肤色素减退和脂肪营养不良（皮肤凹陷）

手术步骤

局部消毒、无菌技术，确保已经准备好以下物品：

- 敷料包、无菌手套、注射器和皮下注射针
- 皮肤准备和局部麻醉
- 如果计划抽吸关节液，需要准备好无菌管
- 抽吸的关节液特性，如稻草样／混浊／脓性／血液／血性

膝关节

　　局部麻醉浸润皮肤和软组织，针头一直深入直到进入关节腔。抽吸关节液时，应使膝关节伸直，在髌骨内侧边缘内侧1 cm处或是外侧边缘外侧1 cm处的软组织点进针。该软组织可在髌骨缘、股骨髁前部与胫骨平台之间触及。

　　注射时可采用髌旁内侧肌腱注射。将膝关节屈曲90°，注射点在以髌韧带、内侧胫骨平台和内侧股骨髁组成的三角形区域内。

肩关节

肩峰下关节囊可从后方直接进入，紧靠可触及的肩峰下缘，指向前方和上方15°。肩胛盂肱关节可从后方进入。用拇指深触诊肩胛盂肱关节位于肩峰下方3 cm处的软组织点。用示指尖辨认位于前方的喙突。标记这两点。注射针沿着两点之间连线穿过。

💡 重要提示

关节穿刺术和滑液分析

当怀疑感染性关节炎时，滑液应送去微生物实验室做紧急检查。但是没有观察到致病菌并不能排除感染，尤其是已经开始接受抗生素治疗的患者。

影像学检查

普通放射学检查

普通 X 线片仍然是风湿病学和骨科的重要诊断工具。应注意以下事项：

- 一般资料：患者姓名、年龄、日期、体位、部位及曝光是否充分
- 软组织：萎缩、肿胀、钙化和游离空气
- 骨骼：骨折和钙化（见第 4 章）、畸形、囊肿、钙化、骨质减少或骨硬化
- 关节：关节间隙、糜烂、钙化、硬化和新骨形成。

渥太华踝关节原则（Ottawa Ankle Rules）规定，如果存在下列任何一项需要行放射学检查：
- 伤后立即无法负重和 / 或在急诊走不了 4 步
- 内踝尖或内踝后缘远端 6 cm 以内的骨压痛
- 外踝尖或外踝后缘远端 6 cm 以内的骨压痛
- 足部损伤时舟骨底或第 5 跖骨底的骨压痛需行足部 X 线片检查。

渥太华膝关节原则（Ottawa Knee Rules）规定，如果存在下列任何一项需要行放射学检查：
- 55 岁及以上
- 伤后立即无法负重和 / 或在急诊走不了 4 步
- 膝关节无法弯曲到 90°
- 腓骨头骨压痛
- 单独的髌骨骨压痛。

有关儿童 X 线片的介绍，详见第 7 章。

双能 X 线吸收法

双能 X 线吸收法（DEXA）适用于怀疑有骨质疏松症的患者。对于年龄在 50 岁以上的低能量骨折患者、怀疑有椎体骨折的患者以及有骨质疏松风险因素的患者，使用 QFracture® 或 FRAX® 工具进行骨折风险评估得出的 10 年骨折风险 >10%，应予以考虑该检测。DEXA 扫描原理见图 3.1。检测时通常扫描髋部及脊柱。检测结果需要着重看 T 值，即骨矿物质密度（BMD）偏离

骨组织阻碍射线到达探测器

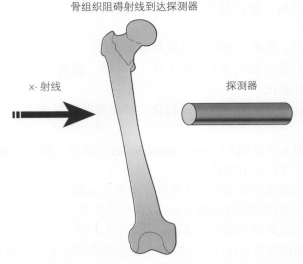

x- 射线

探测器

图 3.1　DEXA 扫描原理。BMD 的计算是通过确定预期辐射的减少量来计算的，这与可吸收辐射的骨矿物含量有关。这转换为骨密度的测量（以羟基磷灰石 g/cm² 为单位），并根据内部标准进行校准

正常人群峰值的标准差。骨质疏松症诊断标准为脊柱或髋部 T 值 < −2.5（表 3.4）。Z 值表示骨密度值偏离相同年龄组平均值的标准差数。儿童应优先选择 Z 值而不是 T 值。由于骨质疏松症的患病率随着年龄的增长而增加，需谨记老年人经常在 Z 值正常时罹患骨质疏松症（T < −2.5）。

表3.4　基于DEXA扫描结果的定义

T值	WHO* 诊断
> −1	正常
−1.0 → −2.5	骨量减少
< −2.5	骨质疏松症

* 仅适用于绝经后的妇女和 50 岁以上的男子

超声

超声适用于：

- 评估关节周围结构，如腘窝囊肿、髌腱、跟腱和肩袖
- 评估软组织和关节液，例如髋关节一过性滑膜炎的髋关节积液
- 评估怀疑有感染性关节炎患者的亚临床滑膜炎
- 评估术后深静脉血栓
- 关节穿刺术和注射（特别是对髋关节等难以进入的关节）
- 实时导引穿刺活检。

骨显像

该技术对于评估怀疑罹患骨肿瘤或转移瘤和 Paget 病的患者非常有用。它包括注射 ^{99m}Tc- 双膦酸盐，然后用伽玛相机进行骨骼成像。注射后早期放射性核素摄取增加反映血流增加，后期摄取增加反映骨骼重塑增加。虽然放射性核素摄取的增加是非特异性的，但不同疾病的增加模式往往具有相当的特征性，可以据此作出诊断。

计算机断层扫描 (CT)

CT 可以对复杂的关节内骨折、椎管和关节突关节进行三维成像（图 3.2 ），并显示骨骼解剖的变化。它较为快速并且不受 "运动伪影" 的影响。

CT 也用于原发性和继发性骨肿瘤的分期。然而，由于大量的辐射暴露和不能充分显示软组织，其应用也受到限制。单光子发射计算机断层扫描（SPECT ）是在注射了放射性药物后，用一台伽玛相机将 CT 扫描成像和放射性核素成像相结合，对评估骨转移、Paget 病和原发性甲状旁腺功能亢进是很有用的。

磁共振成像 (MRI)

MRI 可提供非常详细的骨骼解剖、软组织和关节内结构（如软骨）。钆增强适用于评估炎症情况。MRI 常用于以下情况：

- 脊柱疾病（椎间盘突出、神经根或脊髓受压）

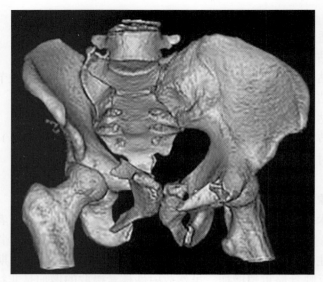

图 3.2 骨盆骨折的三维 CT 重建

- 轴向脊柱关节病
- 骨坏死（如 Perthes 病）
- 软组织、骨和关节感染或肿瘤
- 慢性局部疼痛综合征（CRPS）
- 亚临床滑膜炎
- 半月板和肩袖撕裂，韧带损伤（图 3.3）。

血管造影术

血管造影适用于怀疑有中、大血管炎的患者。它包括将造影剂注入血管，然后进行 MRI 或 CT 成像。它可以为结节性多动脉炎、脑血管炎和 Takayasu 病提供诊断依据。它还可用于评估术后肺栓塞（CTPA-CT 肺动脉造影）和骨折相关的血管损伤，包括病情不稳定的骨盆骨折患者行介入栓塞（图 3.4）。

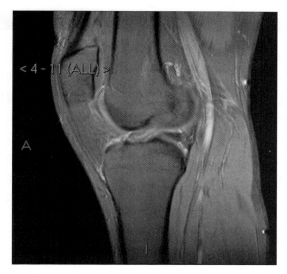

图 3.3　MRI 矢状面显示前交叉韧带（ACL）断裂

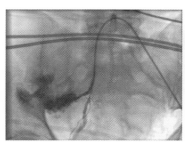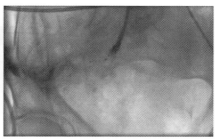

图 3.4　复杂骨盆骨折行介入造影并栓塞

💡 **重要提示**

影像学检查

放射学检查是骨折摄像检查方法。对于四肢骨折高质量的放射学检查应包括上下关节。MRI 对脊柱疾病和检查复杂软组织损伤特别是膝关节周围特别有用。

组织活检

组织活检可在许多炎症性疾病中提供有用的诊断信息，尤其是血管炎和 SLE，对骨和软组织肿块的诊断至关重要。活检的目的是当非创伤性检查未能给出一个明确的诊断时，活检可以提供一个有代表性的有问题的局部组织样本。软组织或骨骼病变通常需要活检来确诊。一般在影像学检查完善后常规进行活检。越来越多的活组织检查是在影像学引导下由放射科医生完成的。外科医生、放射科医生和病理科医生之间的密切合作至关重要。活检类型包括细针抽吸活检、组织芯活检、切开式活检和切除活检。其应用包括：

- 肌肉活检：炎性肌炎或肌病
- 肾活检或皮肤活检：小血管炎、SLE、多发性血管炎伴肉芽肿
- 鼻腔或肺活检：多发性血管炎伴肉芽肿
- 骨和 / 或软组织活检：骨软化、感染、Paget 病、浸润性疾病、原发性或继发性骨或软组织肿瘤。

> 💡 **重要提示**
>
> **组织活检**
> 当怀疑肿瘤时，组织活检应有认证的骨骼肌肉肿瘤机构开展。开放式组织活检的关键原则包括使用后期根治性手术采用的长切口，只切开受累间室，确切止血，避免触及神经血管结构。

关节镜检查

关节镜经常用于诊断和修复关节内的软组织问题，通常是肩关节或膝关节，不常用于腕关节、肘关节、髋关节和踝关节。它可用于感染性关节的急性冲洗。潜在的并发症包括出血、神经血管损伤、关节损伤或感染。

操作

膝关节镜检查

适应证

- 半月板撕裂的清创或修复
- 交叉韧带重建
- 软骨缺损修复
- 滑膜切除术
- 感染冲洗
- 外侧松解
- 游离体清除

知情同意

- 出血
- 感染
- 神经肌肉损伤

手术步骤

膝关节镜手术患者可以采取多种体位。原则上，应便于内翻和外翻力施加于膝关节上以打开内侧和外侧间室。可将股骨侧放置于托架上或者固定到手术床一边的特制桩柱上，常规使用止血带。

准确入口位置定位是插入腔镜和仪器的关键。通常斜行放置于髌腱两侧，紧靠髌骨下方。注意不要瞄准太低而损坏半月板。通常先行外侧入路。通常先切一个小口，然后由一个钝内套管针朝向髁间嵴方向插入外侧间室，腔镜先白平衡，然后插入膝关节后依次检查可疑区域。这将包括髌股间室，内侧和外侧间室和内、外侧沟，以及髁间嵴。

然后在腔镜直视下做内侧入口用于器械通道。也可以采取更多的入口，例如髌上入口，如果需要的话，腔镜也可以从内侧进入，器械由外侧进入。手术结束后，切口可以用无菌黏合剂或尼龙缝合线关闭。

（侯效正　译）

第4章
创伤、损伤分类以及围术期处理

章节纲要

创伤评估	术后管理
损伤评估、分类、处置	骨折并发症
术前管理	

创伤评估

创伤患者的初步评估和复苏应遵循高级创伤生命支持 (ATLS) 指南：
- 初步评估 (ABCDE)
  - 气道与颈椎固定 (Airway with C-spine control)
  - 呼吸和通气 (Breathing and ventilation)
  - 循环和休克控制 (Circulation with shock control)
    - 休克被定义为一种急性循环衰竭，导致组织灌注不足，厌氧代谢和随后引起器官损伤
    - 低容量性休克的分类（表 4.1）
    - 休克的原因包括低容量性休克、心源性休克、感染性休克、神经源性休克和过敏性休克
    - 低血容量性休克最常见于创伤患者，出血主要出现在以下 5 个部位，包括胸、腹、骨盆、长骨和现场 / 地面
  - 活动不能 (Disability)
  - 暴露和环境 (Exposure and environment)
- 详细查体（初步评估已完成完成后）：包括全身检查，可能的话进行神经系统检查并做适当的进一步影像学检查（如 CT）。此时应该对患者创伤的性质和程度已经完成评估。

危及生命的损伤应立即处理。时刻监测生命体征 [脉搏、血氧饱

和度、呼吸频率、格拉斯哥昏迷评分（GCS）、血糖、尿量］；建立大口径静脉通路，全血细胞计数、临床生化分析和动脉血气（ABG）分析等都是常规需要完成的。氧气和液体复苏（如晶体液、血液）是治疗的主要部分，同时对威胁生命的损伤立即处理。初步评估时影像学检查主要包括胸部、颈椎、骨盆的放射学检查。一旦患者病情稳定，就可以开始进一步的损伤评估和处理（图 4.1）。

表4.1　低容量性休克分类（高级创伤生命支持手册）

休克分类	1	2	3	4
失血（ml）	< 750	750~1500	1500~2000	2000+
总失血量（%）（70 kg成年人）	15	15~30	30~40	40+
脉率（次/分）	< 100	> 100	> 120	140+
血压	↔	↔	↓	↓
脉压		↓	↓	↓
呼吸频率（次/分）	14~20	20~30	30~40	> 40
尿量（ml/h）	> 30	20~30	5~15	可忽视
中枢神经系统状态	坐立不安	焦虑	焦虑且困惑	困惑且昏睡

重要提示

创伤评估概述

应遵循ATLS指南。例如，助记符"AMPLE"有助于获取创伤重要细节，包括过敏史(Allergies)、用药史(Medication)和破伤风疫苗接种史、既往史(Past medical history)、最后一次吃饭(Last meal)和受伤史(Events of the incident)。可以说话的患者表明其呼吸道是通畅的，但也可能进一步阻塞，再次评估是ATLS原则的基石。GCS ≤ 8的患者需要麻醉医师会诊以确认患者可以获得确切的呼吸道。多发伤患者一旦初步评估和拯救生命的处置完成，必须进一步做详细而彻底的检查，以排除其他损伤。早期头部、胸部、腹部和骨盆CT检查越来越普遍，但只有在患者病情平稳后才能进行。颈椎CT正常并不能完全确定颈椎无损伤，尤其是儿童，需要重复临床评估，必要时行MRI检查。

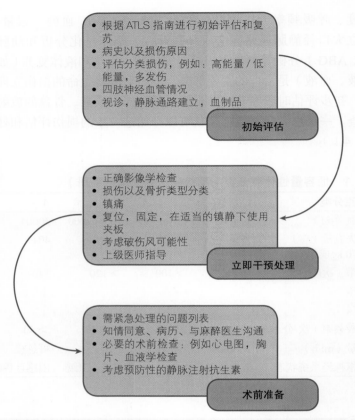

图 4.1　损伤评估概述。完成一个全面的评估可能需要局部麻醉，例如手指的指神经阻滞。在此之前需要确定有无神经血管损伤

损伤评估、分类、处置

损伤初始评估

病史

在初步评估可疑骨折或软组织损伤时，确定受伤病史和受伤机制很重要（见第 2 章），包括可能的原因：

- 外伤性：由于直接或间接（更常见）外力对正常的骨骼和 / 或软组织造成损伤。根据致伤外力可以分为：低能量损伤 vs 高能量损伤，钝性伤 vs 穿透性损伤，挤压伤和多发（重大）创伤。
- 病理性：当损伤或骨折发生在已经受损的、异常脆弱的部位时，例如由于骨转移瘤或骨囊肿引起的病理性骨折。
- 应力或疲劳性：对骨组织反复应力引起的损伤。例如：新兵第 2 跖骨颈骨折（"行军骨折"）。

对于所有的创伤，特别是上肢的损伤，要确定患者的职业和惯用手。此外，要确认患者受伤后损失了哪些躯体功能，以及受伤后到现在有无变化或是加重。

体格检查（见第 2 章）
检查累及的关节和周围的软组织：
- 疼痛、擦伤和压痛
- 肿胀、发红、发热或捻发音
- 活动范围（主动和被动）
- 严重畸形，例如旋转畸形、短缩畸形或可能的脱位（与健侧肢体进行比较）
- 伤口异物和可能的软组织损伤，例如开放性手部损伤中的神经或肌腱损伤
- 功能、肌力或感觉缺失。

神经血管检查
评估肢体的神经血管状况是至关重要的，忽视这部分会导致一些本可避免的并发症出现（见第 1 章和第 2 章）。此部分检查包括脉搏、毛细血管充盈时间、末梢到损伤部位的颜色与感觉等。多普勒可用于血管评估。以下是一些可疑软组织损伤的典型病例：

神经
- 腋神经：肩关节（前）脱位后及复位，合并或不合并肱骨近端

骨折

- 桡神经：肱骨中 / 远端或髁上骨折后，肘关节骨折 / 脱位
- 骨间后神经：继发于孟氏骨折脱位，或孤立的桡骨头或桡骨颈损伤
- 骨间前神经：继发于肱骨髁上骨折
- 正中神经：腕部撕裂伤或骨折脱位
- 尺神经：继发于肱骨髁上骨折、成人肘部骨折脱位、腕部撕裂伤
- 指神经：手指或拇指撕裂伤后（是否有感觉和出汗是查体的关键）
- 坐骨神经：继发于髋关节后脱位或髋臼骨折
- 股神经：继发于耻骨支骨折（罕见）
- 胫神经：继发于膝关节脱位或胫骨骨折
- 腓总神经：腓骨颈骨折或膝关节脱位后。

血管（断裂、挤压、牵拉、痉挛）

- 腋动脉：肩关节脱位后
- 肱动脉：肱骨髁上骨折或肘关节脱位后
- 桡动脉：腕部撕裂伤后
- 尺动脉：腕部撕裂伤后
- 指动脉：手指或拇指撕裂伤后（如果动脉受损，很可能神经也受损）
- 股深动脉：股骨骨折后
- 腰骶神经丛、髂血管或臀上动脉：骨盆骨折后
- 腘动脉：膝关节脱位或胫骨近端骨折后。

肌肉和肌腱（扭伤、撕裂、断裂、挤压和缺血）

- 手指长的伸肌屈肌腱（如指浅屈肌和指深屈肌）：腕、手或手指撕裂伤后：
  - 屈肌腱损伤的 Verdan 分区（表 4.2，图 4.2）。
- 拇指屈肌：手腕或拇指撕裂伤后（表 4.2，图 4.2）

表4.2　手指屈肌肌腱损伤区域

区域	起点	止点
四指		
1	中指指骨中点	指尖
2	远端掌纹（A1 滑车）	中指指骨中点
3	腕管远端边缘	远端掌纹（A1 滑车）
4	腕管近端边缘	腕管远端边缘
5	前臂和腕关节	腕管近端边缘
拇指		
1	IPJ	指尖
2	A1 滑车（近端指骨）	IPJ
3	鱼际肌	远端掌纹
4	腕管近端边缘	腕管远端边缘
5	肌肉肌腱联合	腕管近端边缘

Adapted from Tables 55.1 and 55.2 in Datta PK, Bulstrode CJK, Wallace WFM. MRCS Part A: 500 SBAs and EMQs. 1st edition. JP Medical Publishers; 2012.

- 肌腱鞘：手掌直接污染或手指穿透性损伤导致感染（图 4.2）
  - 屈肌腱鞘感染时 Kanavel 征阳性
    - 屈指
    - 肌腱手指的梭形肿胀
    - 肌腱鞘压痛
    - 患侧被动伸指时疼痛
- EPL 肌腱：桡骨远端骨折后可能发生延迟性断裂。

影像学

选择适当影像学检查：

- 视可疑损伤及损伤部位而定
- 放射学检查也有助于确定软组织内有无异物
  - 有关适应证请参阅当地指南
  - 可参考"渥太华膝关节原则"和"渥太华踝关节原则"（见第 3 章），其分别为膝关节和踝关节影像学检查提供了指导
- 进一步影像学检查

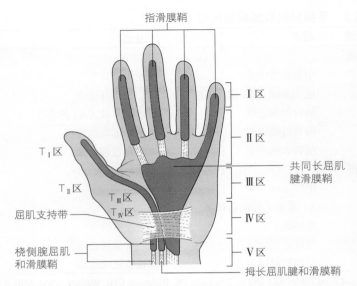

图 4.2 手部滑膜鞘的穿透性损伤可导致感染扩散到手部和手臂的近端。Verdan 分区用于评估屈肌腱损伤的位置、后果并指导治疗

- 超声用于软组织损伤，如肩袖损伤
- CT 用于脊柱、骨盆及复杂关节周围骨折
- MRI 用于复杂软组织损伤和脊柱损伤。

损伤分类
骨折分类
成人骨折的分类在第 6 章讨论，儿童损伤的分类在第 7 章讨论。根据与周围组织的关系进行骨折分类：

- 单纯性或闭合性骨折：覆盖皮肤完好，骨折部位与皮肤或体腔不相通的骨折。
- 复合骨折或开放性骨折：指有明显软组织损伤，骨折断端与皮肤或体腔相通。骨折断端可能在外不可见（由外向内的损伤）。易引起感染以及引发随后并发症。按 Gustilo 分型对开放性骨折进行分类（表 4.3）。
- 关节内骨折：骨折涉及关节 / 关节面，例如胫骨平台骨折。

表4.3 开放性骨折的Gustilo分型

无论伤口大小或软组织损伤程度如何，一些特定损伤都被归为3级，如创伤性截肢、节段性骨折、重度污染

等级	描述
1	伤口小于1 cm，能量低，清洁，无骨膜剥离，软组织损伤小
2	伤口大于1 cm，软组织中度损伤，无骨膜剥离/皮瓣/撕脱
3A	通常高能量，广泛的软组织损伤（如皮肤、肌肉），骨膜剥离，污染伤口，骨折稳定后皮肤组织充分——不需要皮瓣
3B	通常高能量，广泛的软组织损伤（如皮肤、肌肉），骨膜剥离，污染伤口，骨折稳定后皮肤组织不足——需要皮瓣
3C	开放性骨折合并需要修复的动脉损伤

Reproduced from Table 29.1 in Datta PK, Bulstrode CJK, Nixon IJ. MCQs and EMQs in Surgery: A Bailey & Love Revision Guide. 2nd edition. CRC Press; 2015.

根据影像学对骨折进行分型（图 4.3）：

- 横向：由直接打击引起，此类骨折容易对线良好和愈合
- 螺旋型或斜型：由于间接的打击，如扭转，导致骨折不稳定，力线难以对齐
  - 横型、螺旋型或斜型断裂的锐利的游离骨折片（"蝴蝶形骨折片"）
- 粉碎性 / 多段 / 复杂骨折：由于严重的直接创伤导致正常骨或骨质疏松性骨骨折，骨折部分超过 2 个
- 压缩 / 粉碎性骨折：继发于压缩力量的骨折，通常发生在病理性骨，如骨质疏松性椎体压缩性骨折
- 撕脱骨折：有骨折块，通常继发于韧带或肌腱从附着骨上撕脱，如第 5 跖骨基底骨折
- 描述性特征
  - 位移
  - 旋转
  - 成角
  - 短缩

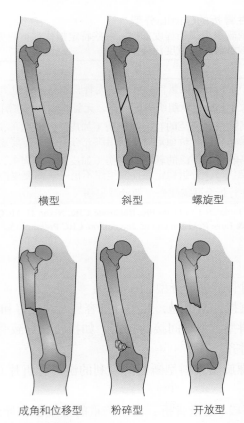

横型　　　　　斜型　　　　　螺旋型

成角和位移型　　　粉碎型　　　　开放型

图 4.3　骨折按模式和畸形分类

脱位分类

按照惯例，脱位或骨折脱位的方向由远端相对近端位置来定：

- 半脱位（不全脱位）：当关节的关节面之间有少许但不完全的脱位时。这种类型的损伤可能需要积极的治疗来恢复正常功能
- 脱位：指两关节表面完全没有接触时，如肩关节前脱位。需要主动积极处置
- 骨折脱位：当两关节表面完全没有接触时，且涉及关节周围骨

折。早期的干预更加困难，因为要切开复位内固定骨折碎片可能同时需要修复韧带，例如肘关节恐怖三联征。骨折碎片可能嵌顿于关节内影响复位——需要切开复位去除碎骨。

即时创伤处置

各类创伤的推荐处理方法见第 6 章。

- 最初评估和复苏应遵循 ATLS 指南
- 镇痛（见第 8 章）
- 伤口处理：活动性出血的伤口应直接按压伤口部位，并根据需要使用止血带
- 骨折和脱位
  - 由于失血需行液体复苏。谨记即使是闭合骨折，失血也可能很大（表 4.4）
  - 开放性骨折需要清晰的文字记录 / 照片（需患者知情同意，参照当地指南），然后用聚维酮碘 / 生理盐水浸泡的纱布和无菌敷料覆盖
    - 紧急探查、冲洗、清创，时机视情况而定
    - 延长伤口边缘，清除所有污染或坏死组织，明确骨折断端，使用大量生理盐水（最高可达 10 L）冲洗
    - 临时或最终骨折固定
    - 伤口敞开（除非 1 级损伤），通常在 48 小时内回手术室进行进一步评估

表4.4　不同骨折部位的出血量

骨折部位	出血量（L）
骨盆环、近端股骨	1.5 ~ 3
股骨至膝关节，肱骨至肘关节	1 ~ 2.5
胫骨至踝关节，肘关节至腕关节	0.5 ~ 1.5

Adapted from Dandy DJ, Edwards DJ. Essential Orthopaedics and Trauma, 4th edition. Elsevier: Churchill Livingstone; 2003.

- 立即调整力线、使用牵引临时固定骨折在解剖位，将减轻疼痛，减少（进一步）软组织损伤和 / 或出血的风险
  - 在皮肤破损或神经血管损伤时更加紧急
- 闭合复位是将骨骼恢复解剖位置（在适当的镇痛和镇静下）；可能需要在手术室行切开复位
  - 记得在复位前后重新评估神经与血管状态
- 使用后方石膏夹板（例如熟石膏）固定和 / 或牵引（例如托马斯牵引架）维持位置
- 最终手术固定需要内固定（钢丝、钢板、螺钉、髓内钉）或外固定（如 Ilizarov 环形固定器，或单轴外固定架）
- 开放性损伤应预防破伤风并给予预防性抗生素（参阅当地指南）。

> **重要提示**
>
> **损伤评估、分类和治疗**
>
> 必须评估及行影像学检查损伤部位上下关节以明确有无隐匿性损伤,如桡骨头脱位合并尺骨干骨折。无论伤口的大小及软组织覆盖情况,在农场受伤/污染伤口的开放骨折被列为Gustilo 3级。任何合并需要修复的动脉损伤的骨折自动归为Gustilo 3C级。

术前管理

评估

无论是择期手术还是急诊手术，术前进行彻底的评估都是很重要的。这应该包括：

- 病史与查体（见第 2 章）
- 合并症
  - 确定患者目前的健康状况和功能水平基准线
  - 确定当前对其他任何疾病的控制情况，例如，心绞痛最近是否加重，胰岛素依赖型糖尿病是否得到了很好的控制？

- 当前的用药史（见后文）
- 重要生命指标观察
  - 脉搏、血压、血氧饱和度、呼吸频率、糖尿病患者的血糖水平、外伤时尿量（导尿）
- 辅助检查（参照国家指南和 / 或当地指南）
  - 尿检
  - 血液，包括血型和交叉配血
  - 心电图 +/- 超声心动图
  - X 线胸片
  - 耐甲氧西林金黄色葡萄球菌筛查
- 全面评估患肢的功能水平、神经血管状况、并发感染和当前镇痛需求。

药物（见第 8 章）

有些药物可能需要在手术前停用或调整，而另一些药物则必须在整个围术期继续使用。在这个问题上，通常需要从外科医生、麻醉医师或内科医生那里寻求建议，因为风险 / 收益的平衡取决于每一个患者不同情况。治疗原则可能因手术的紧急程度而有所不同。以下是几个典型的例子：

- 阿司匹林和氯吡格雷
  - 因为出血风险需要在手术前停用（例如：需要脊髓麻醉）
- 华法林
  - 心脏瓣膜置换、复发性 DVT 或 PE 患者可能需要在手术前改用静脉注射肝素（与血液科 / 心内科讨论）
  - 服用华法林的房颤患者，术前改用低分子量肝素 (LMWH)，术后重新恢复服用华法林
  - 创伤患者可能需要使用维生素 K 或凝血酶原复合物来拮抗华法林
- 肾毒性药物，如 ACE 抑制剂和非甾体抗炎药
  - 易在术后发生急性肾衰竭的患者可能需要暂时停用一些药

物，而这些药物通常也会在大手术后暂时停用

- 早期导尿以监测某些患者的尿量可能是必要的
- 降压药
  - 患者经常需要继续服用这些药物，尤其是 β 受体阻滞剂
- 类固醇
  - 长期口服类固醇的患者可能需要在围术期增加氢化可的松的剂量，以避免肾上腺皮质危象
  - 当地一般都会有相应的指南
- 糖尿病患者使用胰岛素滑动量表（胰岛素依赖型糖尿病禁食时通常是必须的）
  - 取决于禁食是短期的还是长期的。

采取预防措施来避免可以规避的术前并发症是很重要的（取决于患者、手术和损伤）：

- 抗生素
  - 参照当地现行指南
  - 如果植入金属制品，通常术前给予一次抗生素，视手术而定术后给予 2 次（8 小时和 16 小时）
- 深静脉血栓形成 / 肺栓塞
  - 充分输液、镇痛和早期下地活动
  - 机械预防，如弹力袜（如果没有禁忌）和足底泵
  - 化学预防，如皮下低分子肝素、阿司匹林和华法林。

💡 **重要提示**

术前管理

长期服用类固醇的患者可能需要增加围术期剂量，以避免肾上腺皮质危象。有效的VTE预防需要机械和化学两种方法。确认有无VTE个人病史或家族史，以指导患者的风险分级。评分系统可用来风险评级。许多医院常规对所有住院患者都进行标准VTE风险评估。

术后管理

定期监测生命体征（脉搏、血压、尿量、呼吸频率、血氧饱和度、体温）和血液检查是术后护理的重要组成部分。苏格兰早期预警评分 (Scottish Early Warning Scoring, SEWS) 图表是一个识别患者病情变化的有效方法。上述并发症评估内容包括：

- 血液学检查：检测贫血、肝肾衰竭、感染等
- 动脉血气分析：测定缺氧或酸碱平衡
- 心电图：检查心肌缺血或心律失常
- 胸片：用于评估肺实变或液体过量（肺水肿）
- 败血症筛查：如痰液、尿液和血液培养以确定引起肺炎的微生物。

系统管理

心血管及肾评估

- 患者应保持温暖和良好的灌注
- 监测引起休克的病因和征兆，如手术部位或胃肠道（通常继发于非甾体抗炎药）出血引起的低血容量血症、败血症或心源性休克
- 定期监测体液和电解质平衡［尿量 >0.5 ml/(kg·h)］
- 既往肾疾病患者应保持严格的体液平衡
  - 谨记其他方式液体丢失，比如引流液和呕吐
- 高危人群为既往 IHD、心血管危险因素、老年人和慢性肾病患者
- 潜在并发症包括房颤、心肌梗死、肺水肿、急性肾衰竭、尿路感染和尿潴留。

呼吸系统评估

- 监测呼吸窘迫的症状和体征，如发热、咳嗽咳痰、胸片异常、呼吸频率增加和 / 或需氧量增加
- 高危患者是那些既往存在肺部疾病的患者，例如：慢性阻塞性

肺疾病（COPD）和 VTE 既往史或危险因素

- 潜在的并发症包括肺水肿、PE、肺炎、急性呼吸窘迫综合征（ARDS）、脂肪栓塞和肺不张。

系统性评估

- 重症患者需监测脓毒症、全身炎症反应综合征和弥散性血管内凝血（DIC）
- 术后应尽早监测患者营养摄入，如果不能满足热量需求，应尽早请示会诊
- 在营养方面，术后肠梗阻可能由于腹痛、腹胀和呕吐而使经口进食复杂化。

手术区域评估

- 手术肢体的神经血管评估
- 伤口评估，包括引流
- 肿胀
- 术后影像学检查
- 早期理疗和职业治疗介入。

镇痛评估

- 阶梯镇痛（见第 8 章）
- 有些患者需要强镇痛，如患者自控吗啡镇痛泵或硬膜外镇痛。

> **重要提示**
>
> **术后管理**
>
> 观察量表和评分系统是至关重要的。要意识到恶化的趋势与实际检测指标数据一样重要。存在潜在威胁生命并发症的患者可能需要早期专科治疗和更高水平监护，如重症监护。肾毒性药物，特别是血管紧张素转换酶抑制剂，应在术后暂时停用，以避免诱发低血压和肾衰竭。特别是老年患者，要时刻警惕急性谵妄或阿片类药物中毒的迹象。纳洛酮是一种阿片类拮抗剂，用于逆转阿片类药物的毒性。

骨折并发症

骨折愈合

骨折治疗的总体目标包括缓解疼痛、恢复解剖位置和通过关节早期活动最大程度恢复功能。还有许多其他重要并发症（表4.5）可能需要手术干预。

骨折愈合过程需要 8~10 周（儿童所需时间较短）：

1. 骨折血肿
2. 炎症（血管浸润、炎症介质和肉芽组织）
3. 修复（骨膜下成骨细胞刺激、软骨内及膜内成骨、骨基质形成）
4. 重塑（梭形骨痂→编织骨→板层骨）。

骨折愈合分为一期愈合或二期愈合：

- 无骨痂形成的一期骨愈合：骨折解剖复位并获得骨折部位无活动的绝对稳定。根据切锥理论，骨重塑通过板层骨直接连接两骨折断端。

表4.5　骨折并发症及其出现时间

	并发症
即刻	神经血管受损 软组织损伤 低血容量（如出血）引起的器官损伤
早期	感染，如伤口部位，LRTI，ARDS 肾功能不全，如尿潴留或肾衰竭 心血管疾病，如心肌梗死、心力衰竭 血栓，如DVT、PE、脂肪栓塞 DIC 骨折相关，如石膏位置不当造成的神经损伤、复位失败，骨筋膜室综合征
晚期	骨关节炎（OA） 缺血性坏死 慢性局部疼痛综合征（CRPS） 异位骨化（HO） 畸形愈合、不愈合、畸形、僵硬和挛缩

LRTI, lower respiratory tract infection，下呼吸道感染

- 有骨痂形成的二期骨愈合：骨折部位相对稳定（可有小幅度的活动）。

骨折愈合并发症

影像学上的愈合通常定义为从正侧位片上看骨折部位 4 处皮质中的 3 个已桥接。骨折愈合并发症往往与骨折类型、患者本身及治疗方法有关（表 4.6）。愈合问题通常分为以下几类：

- 延迟愈合：由于器质性功能不全（如间室综合征引起的血管供应不良、软组织损伤或感染）或机械功能不全（稳定性不佳）而需要比预期更长的时间才能愈合
- 畸形愈合：有些骨折虽然愈合了，但由于位移（缩短、平移、旋转或成角）而不在正确的解剖位置上和（或）骨折复位处理不善
  - 基于骨折位置和畸形程度而不同，外观明显的畸形或许并没有实质性影响相应功能
- 骨折不愈合：如果愈合过程不成功，没有骨折愈合的临床或影像学征象，则称骨折不愈合。不愈合的类型包括
  - 萎缩型：无骨痂/骨形成，骨折端萎缩，常与血供不足有关
  - 肥大型：大量骨痂/骨形成，骨端肥大，但骨折部位无桥接，

表4.6 按患者、损伤和治疗因素分类的延迟愈合或不愈合的危险因素

患者因素	损伤因素	治疗因素
高龄	开放性骨折	长期制动
吸烟	大面积软组织损伤	骨折复位不良
糖尿病	感染	骨折固定不良
药物，如NSAIDs	神经血管损伤	
	骨折部位（骨干、干骺端）	
	骨丢失程度	
	多发伤，如头部外伤加速骨痂形成	
	病理骨折	
	僵直关节邻近骨折	

Adapted from Datta PK, Bulstrode CJK, Wallace WFM. MRCS Part A: 500 SBAs and EMQs. JP Medical Ltd; 2013.

常因骨折部位活动、缺乏稳定引起

- 感染型：感染抑制骨折愈合，是一种严重的并发症，需要多种干预和多阶段治疗。

脂肪栓塞

一种罕见的并发症，通常继发于长骨骨折后，如股骨干。

发病机制

两个可能的原因是：

1. 脂肪微粒（微栓子）直接栓塞，从骨折部位髓腔内骨髓脂肪细胞到全身各器官末梢血管。
2. 代谢：损伤后脂质代谢反应改变，产生大量小脂肪颗粒，激活凝血级联瀑布反应，最终导致血管内皮损伤。

临床表现

受伤后 24~72 小时为发病高峰。临床症状取决于受累的终末器官，包括：

- 心肺：呼吸短促、缺氧、心动过速和 ARDS
- 中枢神经系统：神志不清、谵妄、癫痫和昏迷
- 肾：急性肾衰竭
- 眼：结膜下或视网膜改变
- 全身性：点状出血皮疹（腋窝 / 胸壁）和发热。

辅助检查

- 血液（贫血和血小板减少）
- 尿液和痰液分析（可见脂粒）
- 血气分析（低 PO_2）
- 胸片（肺水肿和周围斑片状实变）。

处置

治疗方法包括高呼气末正压（PEEP）通气、类固醇药物、静脉输

液和器官支持。主要并发症是 ARDS，死亡率为 10%~15%。骨折早期固定可降低脂肪栓塞的风险。

急性骨筋膜室综合征

在一个封闭的筋膜室压力增加超过一个临界水平时开始出现急性骨筋膜室综合征。这导致腔室组织灌注压力降低，如果不及时诊断和治疗将导致组织缺血坏死。

发病机制

受伤的组织由于水肿、出血和炎症而肿胀。由于封闭的筋膜腔内空间有限，筋膜室内压力升高，血管（动脉和静脉）血流减少，组织（肌肉和神经）缺血坏死。对于肌肉组织，这最终会导致肌肉纤维化和永久性肌肉挛缩（例如前臂的 Volkmann 缺血性肌挛缩）。

风险因素

- 青年人
- 男性
- 胫骨骨干骨折
- 前臂高能量骨折
- 软组织损伤
  - 挤压损伤、挤压综合征（见后文）、药物过量和抗凝治疗。

临床表现

通常表现为肿胀和剧烈的疼痛，镇痛效果欠佳，与损伤程度不成比例，被动牵拉时疼痛加重。肌肉瘫痪、感觉缺失、苍白和脉搏消失都是非常晚期的症状，要么与血管损伤有关，要么与漏诊的骨筋膜室综合征晚期有关，而这预后会非常不好（如截肢）。

辅助检查

间室监测仪用于监测间室内压：

- 推荐应用于高危患者
- 如果 ΔP（压差 = 舒张压 - 间室内压）$\leqslant 30$ mmHg，且持续时间超过 2 小时可以诊断为骨筋膜室综合征。

处置

早期行筋膜切开减压术。

挤压综合征

挤压伤导致缺血和肌肉坏死。挤压综合征不是骨折的并发症，而是创伤的并发症。由于肌肉损伤导致肌肉分解（横纹肌溶解），肌红蛋白释放进入血液循环。这可能导致肾和潜在的多器官衰竭。

临床表现

- 肌红蛋白尿，可使尿液变黑
- 警惕骨筋膜室综合征（见上文）。

辅助检查

- 血液学检查
  - 肌酸激酶 (CK) 水平升高（低血容量可导致急性肾衰竭），高钾血症
- 血气分析 (ABG)
  - 代谢性酸中毒
- 凝血：
  - 严重时发生 DIC。

治疗

- 强化的器官支持，在严格液体平衡下积极静脉输液。
- 利尿剂和碱化尿液
- 足够严重时给予透析
- 严重挤压伤时截肢。

缺血性坏死

当骨折影响骨和（或）关节的血管供应时，骨组织缺血并最终发生骨坏死（缺血性坏死）。这种情况通常会发生在骨的血管供应起源于髓腔时。无创伤病史时也可发生缺血性坏死（如：儿童股骨头坏死、应用类固醇药物、酒精过量、镰状红细胞病、潜水员病）。

常见的可疑损伤：

- 舟骨近端骨折：该骨血供由舟骨远端进入
- 囊内股骨颈骨折：供应股骨头的支持血管断裂时（图 4.4）
- 距骨颈骨折：血管供应由距骨颈进入。

临床表现

患者表现为：

- 关节僵硬、疼痛，活动度下降
- 可为急性或慢性发作。

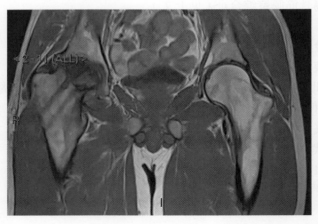

图 4.4　空心螺钉治疗移位的股骨颈骨折后右侧股骨头缺血性坏死的冠状位 MRI 表现 (Reproduced with permission and copyright © of the British Editorial Society of Bone and Joint Surgery. From Duckworth AD, Bennet SJ, Aderinto J, Keating JF. Fixation of intracapsular fractures of the femoral neck in young patients: risk factors for failure. J Bone Joint Surg [Br] 2011; 93–B:811–816 (Figure 3).)

检查

- 放射学检查：由于塌陷、钙化和骨质疏松，无血管骨片在放射线片上比周围骨密度高
- MRI
- Ficat 分期（表 4.7）。

治疗

- 镇痛和手术（考虑早期减压和带血管蒂骨移植，已确诊的病例考虑关节置换或融合）
- 早期复位和确切固定可降低骨折后的 AVN 风险。

表4.7　股骨头缺血性坏死的Ficat分期

分期	表现
0	放射线片或MRI上没有诊断证据
1	正常X线片，但MRI异常
2	硬化和囊肿
3	软骨下塌陷（新月征）、股骨头扁平
4	关节间隙消失，进行性退行性变

> 💡 **重要提示**
>
> **骨折并发症**
>
> 延迟愈合的诊断取决于骨折类型和患者的特点。例如，成人股骨骨折愈合需要12~16周，而儿童桡骨远端骨折通常在4周内愈合。骨筋膜室综合征的临床表现具有较低的敏感性和特异性，而微创间室压力监测对急性骨筋膜室综合征的诊断具有较高的敏感性和特异性。

（杨　博　译）

第 5 章
风湿病学和骨病

章节纲要

类风湿关节炎	干燥综合征
血清阴性脊柱关节病	纤维肌痛症
风湿性多肌痛	复杂性局部疼痛综合征
巨细胞动脉炎	晶体性关节炎
全身血管炎	骨关节炎
成人 Still 病	骨质疏松症
家族性发热综合征	骨软化和佝偻病
系统性红斑狼疮	Paget 病
硬皮病	骨纤维性结构不良
多发性肌炎和皮肌炎	

类风湿关节炎

概述

类风湿关节炎是最常见的炎症性关节炎。典型表现是手足的小关节的疼痛和僵硬。早期积极的治疗主要是抑制炎症活动,临床上应用抗风湿药物,生物制剂治疗也已被证实可以改善临床预后。

类风湿关节炎(rheumatoid arthritis, RA)可影响所有人种,发病年龄高峰在 60 ~ 75 岁。在高加索人中的流行率大约是 1%,男女比例约为 1:3。

发病机制

类风湿关节炎病因尚不完全清楚,但目前认为遗传学上易感的个体发展成这种疾病是因为环境诱因,如感染,它可诱导免疫激活位于滑膜和其他组织的内源性抗原发生交叉反应。类风湿关节炎与 HLA 变异体 DR4 和 DR1 有较强的遗传相关性,但也与其他许多位于细胞因子基因附近的基因与免疫反应相关的基因发生基因变异有关。环境诱发因素包括吸烟,它可增加罹患类风湿关节炎的风险及病情严重程度,但是怀孕有保护作用。受累关节的组织学分析显示滑膜炎症,有淋巴细胞、多形细胞和巨噬细胞浸润伴滑膜肥大。这些细胞释放炎性细胞因子,包括 TNF、IL-1、IL-6、RANKL 和其他可促使破骨细胞活化和增加引起韧带、肌腱、骨骼和软骨退化的蛋白酶产生。关节周围和全身骨质疏松症是常见的并发症。

临床症状

发病可能是渐进性或突发的。其临床特点有:

- 对称性的手、腕、足和其他关节疼痛、僵硬和肿胀(图 5.1)
- 晨僵 >1 小时
- 非活动性僵化(当患者一段时间不活动后会变僵硬)

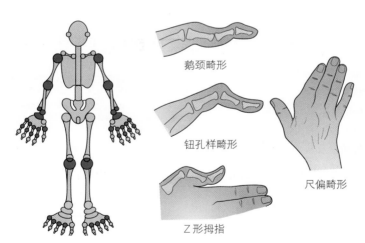

鹅颈畸形

钮孔样畸形

尺偏畸形

Z 形拇指

图 5.1　类风湿关节炎手部畸形。手指关节由于腕部和掌指关节的滑膜炎症而出现尺偏和掌侧偏斜畸形。腕关节半脱位可能导致尺骨茎突更加突起。肌腱断裂可继发于肌腱鞘肿胀或摩擦性损伤等,例如拇长伸肌和拇长屈肌。鹅颈畸形是由于近侧指间关节过伸、掌指关节和远端指间关节屈曲所致。屈肌腱断裂或伸肌腱短缩将导致类似的表现。钮孔样畸形是由于伸肌腱的中央腱缺失导致远侧指间关节过伸及近侧指间关节屈曲

- 滑膜肿胀、压痛，受累关节皮温增高
- 长期患病可出现关节畸形（图 5.1 ）
- 加重和减轻反复交替。

诊断标准

对每个临床特征给予评分，如果分值超过 6 分，则诊断为类风湿关节炎（表 5.1 ）。

表5.1　RA诊断标准*

	评分
受累关节	
1个大关节	0
2～10个大关节	1
1～3个小关节	2
4～10个小关节	5
血清学	
阴性RF和ACPA	0
低阳性的RF或ACPA	2
高阳性的RF或ACPA	3
症状持续时间	
<6周	0
>6周	1
急性阶段反应物	
正常CRP和ESR	0
CRP或ESR异常	1
评分≥6分的患者被认为有明确的RA	

*ARA/EULAR 2010 诊断标准

关节外特征

类风湿关节炎患者常伴有关节外临床症状。在 ACPA 或 RF 阳性者更为常见，包括：

- 发热、乏力和体重减轻

- 类风湿性结节
- 巩膜炎、角结膜炎
- 眼干、口干（干燥综合征）
- 心包炎和胸膜炎
- 肺纤维化与肺结节
- 贫血
- 淀粉样变性（罕见）
- 血管炎（罕见）
- Felty 综合征（罕见），包括脾大、白细胞减少、淋巴结病、贫血和血小板减少。

辅助检查

- 血液学检查：正色素性正细胞性贫血，血小板增多，ESR 增快，CRP 升高，ALP 轻度升高
- 免疫学检查：ACPA 和（或）RF 阳性（70%~75%），ANA 阳性（50%）（见第 3 章）
- 滑液：无菌，混浊伴白细胞计数升高，黏度低
- 影像学：X 线片上关节周围骨质疏松和侵蚀（图 5.2）。超声和 MRI 不是常规检查，但在检测亚临床滑膜炎和 X 线片阴性的早期骨侵蚀有意义。如果临床危险因素分析显示 10 年骨折风险 ≥ 10%，那么应使用双能 X 线吸收法检查骨质疏松。

治疗

需要一个多学科的团队进行治疗，包括药物和非药物措施。RA 的活动性通常使用 DAS 28 评分法。这包括检查上肢和膝的 28 个关节，并计算肿胀、压痛数目（图 5.3）；询问患者对其关节炎活动性进行 0（最好可能）至 100（最坏可能）评分，测量 ESR。此数据输入到计算器（http：//www.das-score.nl），也可用智能手机应用程序进行计算。小于 3.2 分表明疾病活动度低；分数在 3.2 和 5.1 之间表示中度的疾病活动；分数大于 5.1 表明疾病活动度高。

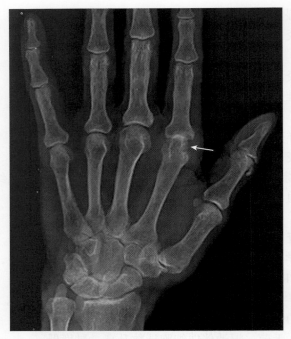

图 5.2 类风湿关节炎手部 X 线片显示掌指关节周围骨质疏松和第 1 掌指关节处有破坏（箭头）

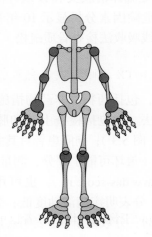

- 肿胀关节总数
- 疼痛关节总数
- 询问患者关节炎关节的活动度 (0 ~ 100)
- ESR 测量
- 数据输入计算器

疾病活动指数
- 轻微　　< 2.6
- 轻度　　2.6~3.2
- 中度　　3.2~5.1
- 重度　　> 5.1

图 5.3 DAS 28 分数的计算

药物治疗

在诊断 RA 后，应尽早开始 DMARD 治疗，因为这样可以保护关节免受损伤并提高生活质量。治疗目标就是降低 DAS 28 评分。核心药物是甲氨蝶呤（MTX），在初次诊断时常用于与糖皮质激素协同短程治疗，根据疾病的严重程度和临床反应可以逐步添加辅助药物。早期 RA 患者的经典方案如下：

- MTX 10 mg/w，逐渐增加到 25 mg/w，直到滑膜炎控制（或出现副作用）
- MTX 治疗后每日 5 mg 叶酸（减少血液学毒性和降低其他副作用的风险）
- 泼尼松 30 mg/d，在 12 周内剂量逐渐减少
- 对 DMARDs 和（或）生物疗法反应不佳的患者，可低剂量口服类固醇长期维持（5~10 mg/d）
- 关节内注射类固醇可用于受累关节，肌肉内注射类固醇用于疾病发作时
- 来氟米特（10~20 mg/d）可作为甲氨蝶呤的替代品
- 对 MTX 或来氟米特反应不佳的患者可以添加柳氮磺胺吡啶和（或）羟氯喹。

生物疗法

- 如果 DAS 28>5.1，肿瘤坏死因子抑制剂（TNFi）是针对 DMARDs 反应不敏感患者的一线药物
- 托珠单抗是患者 DAS 28>5.1、MTX 不耐受或禁忌时的一线药物
- TNFi 无效时的替代生物制品包括阿巴西普（抑制 T 细胞活化）、托珠单抗（抗 IL-6）或利妥昔单抗（抗 B 细胞疗法），阿那白滞素（IL-1 诱饵受体）偶尔被使用。

止痛

控制炎症有助于缓解炎性疼痛，但对于机械损伤的患者也可能需要非甾体抗炎药/止痛药（见第 8 章）。

非药物治疗

- 患者教育和关节保护策略
- 夹板、支具和家庭辅助器具
- 疾病活动期休息
- 鼓励关节运动和保持肌肉力量的理疗。

手术治疗

适用于关节或肌腱机械性损伤的患者，或者对最优化的药物治疗反应疗效不佳时。方法包括：

- 关节置换术
  - 髋、膝、肩、肘和手掌指关节
- 肌腱修复或移位
- 滑膜切除术
- 关节融合术（如腕关节融合术）、切除（如尺骨头切除术）和截骨术（很少使用）。

预后

未接受治疗的患者和疗效不佳的患者2年内会出现关节侵蚀和间隙变窄的放射学征象。历史数据显示因为患心血管疾病的风险增加，预期寿命会缩短（妇女为10岁，男性为4岁）。近年来一些证据显示RA患者的预期寿命有所改善，可能是因为炎症得到了更好的控制。预后不良的特征有：

- ACPA和（或）RF阳性
- 关节外临床表现
- 女性患者。

💡 **重要提示**

类风湿关节炎

类风湿关节炎是一种常见病、多发病。晨僵是一种典型临床症状。ACPA阳性者预后较差。类风湿关节炎需要骨科手术干预的比率已经下降，但是外科手术对那些已经综合治疗但病情还在进展的患者仍然非常重要。

血清阴性脊柱关节病

 概述

本病是一组有重叠的临床特征的炎症性关节疾病总称。这些疾病与类风湿关节炎的不同之处在于：

- ACPA 和 RF 为阴性
- 关节受累通常是不对称的
- 炎症发生在肌腱止点（腱端病）和纤维软骨关节（骶髂关节炎和脊柱炎）
- 新骨形成是一个显著的特征
- 与 HLA-B27 有很强的遗传相关性
- 关节外特征与类风湿关节炎不同。

强直性脊柱炎

强直性脊柱炎（ankylosing spondylitis，AS）是以骶髂关节炎症和侵蚀以及脊柱附着韧带的炎症为特征的一种慢性炎症性疾病。这最终导致韧带钙化，脊柱和骶髂关节的骨性融合。对下腰痛和僵硬伴有骶髂关节炎影像学证据的患者可诊断为 AS。"中轴脊柱关节病"被引入以描述相同情况，但是在较早阶段，放射学上尚未出现有侵蚀或韧带钙化的迹象。AS 通常在青壮年发病（15～30 岁），这种疾病更常见于男性（3∶1），人口患病率约为 0.15%。

发病机制

AS 的发病机制尚不完全清楚，但与基因有强关联，90% 以上的患者 HLA-B27 呈阳性。HLA-B27 阳性的个体会发展为该病，系感染性诱因引起免疫激活，并与内源性抗原发生交叉反应。随着 AS 进展会出现受累韧带和关节钙化，导致脊柱韧带和骶髂关节骨化。

临床表现

下腰部疼痛和晨僵，活动后改善。脊柱各方向活动范围缩小导致：

- 腰椎前凸缺失
- 驼背合并屈颈过伸

- 髋膝关节屈曲
- 胸廓扩张减小
- 足底筋膜炎和跟腱炎

诊断标准

经典 AS 和中轴脊柱关节病（表 5.2）的诊断标准已经发表，中轴脊柱关节病可被认为是一种 AS 的早期表现。

表5.2　中轴脊柱关节病的诊断标准*

中轴脊椎关节炎的诊断可在影像学上表现为骶髂关节炎，与表5.2中一个其他临床特征结合即可成立；或HLA-B27阳性且具有2个其他临床特征。

影像学

骶髂关节炎的MRI或X线表现

病史

背部疼痛＞3个月，至少有以下4个特征
- 通过锻炼可改善
- 休息不能缓解
- 隐匿性发病
- 夜间痛
- 发病年龄 ＜40 岁
背部疼痛对非甾体抗炎药的反应良好
脊椎关节炎家族史
炎症性肠病病史

体格检查

关节炎
肌腱末端病
葡萄膜炎
指炎
银屑病

辅导检查

HLA-B27阳性
CRP升高

*国际脊柱关节病协会（ASAS）2011年标准评估

关节外特征

- 葡萄膜炎
- 主动脉功能不全
- 限制性通气功能障碍。

辅助检查

- 血液学检查：正常色素正常细胞性贫血，血小板增多，ESR 和 CRP 升高。正常结果不排除诊断
- 免疫学检查：自身抗体阴性
- 滑液：无菌，混浊，WBC 升高，黏度低
- 影像学：X 线片显示骶髂关节侵蚀；韧带骨化；椎体正方形化（侧位片前方椎体由于侵蚀丢失凹面）；肌腱端钙化；脊椎骨折。如果临床高度怀疑 AS，X 线检查阴性，则做 MRI；典型的表现为骶髂关节周围的侵蚀、骨髓水肿和附着点炎。

治疗

包括药物治疗和非药物治疗，需要一个多学科团队协同完成。AS 的活动度通过 Bath 强直性脊柱炎活动指数（BASDAI）评分（www.basdai.com）来评估。评分 >4.0 表示疾病活动性高。

药物治疗

一线治疗为非甾体抗炎药，必要时辅以镇痛药。两种不同的非甾体抗炎药应分别至少使用 3 个月，再考虑转为生物治疗。

- TNFi 用于治疗效果不佳的患者（BASDAl>4.0）
- DMARDs（甲氨蝶呤或柳氮磺胺吡啶）治疗周围关节炎（对脊柱疾病无效）
- 皮质类固醇
  - 口服类固醇治疗葡萄膜炎
  - 受累关节内类固醇注射
  - 局部注射类固醇治疗足底筋膜炎和附着点炎。

非药物治疗

- 理疗
- 患者教育
- 背部锻炼。

外科手术

- 关节置换手术（髋关节和膝关节）
- 脊柱截骨术治疗严重畸形（技术难度大，并发症发生率高，很少开展）。

预后

- 通常预后良好
- 大多数患者（75%）可以坚守岗位
- 预期寿命正常。

> **💡 重要提示**
>
> 强直性脊柱炎
>
> 下腰痛伴晨僵（白天改善）是主要的特征。MRI 对筛查早期疾病最敏感。标准的治疗是使用非甾体抗炎药，对疗效不好者使用抗肿瘤坏死因子治疗。

银屑病关节炎

银屑病关节炎（psoriatic arthritis, PsA）是一种炎症性关节炎，约占银屑病患者的 7%。关节炎通常发生在牛皮癣发作之后（70%），但也可早于皮肤病（25%），或同时出现（5%）。该病主要累及滑膜关节，部分可以累及骶髂关节并具备 AS 的其他临床特点。总人口患病率约为 0.5%，发病高峰年龄在 25～40 岁，男性和女性比例相同。

发病机制

与其他炎症性关节疾病一样，PsA 被认为是在遗传易感个体中由感染诱发的。与 HLA Ⅰ类区域变异体基因相关联，最主要的是 HLA-C 和各种细胞因子基因及其他参与调节免疫功能的基因。脊柱受累的患者通常 HLA-B27 呈阳性。如同类风湿关节炎一样，受累关节有大量炎性浸润，同时伴有 TNE、IL-23、IL-12 及其他炎症因子升高，它们会导致骨、软骨和软组织损伤。

临床表现

可能会出现多种临床表现：

- 非对称性的炎性关节炎可出现在手或足的近端或远端指间关节。大关节也可能受累（40%）（图 5.4）
- 对称性多关节炎，与类风湿关节炎相似，但没有类风湿结节，血清 RA 阴性（25%）。
- 指炎：主要累及近端或远端指间关节，与指甲营养不良和指甲凹陷（15%）强烈相关
- 银屑病性脊柱炎：类似于 AS，伴有或不伴有以上一种或多种方式的周围关节受累（20%）。

关节外症状

- 葡萄膜炎

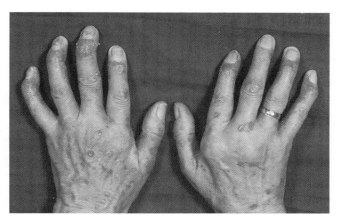

图 5.4　不对称性关节炎累及手部的远端指间关节和掌指关节，伴有典型银屑病皮疹

- 银屑病皮疹
- 指甲凹陷和指甲营养不良。

辅导检查

- 血液学检查：正常色素正常细胞性贫血，血小板增多，ESR、CRP 升高和轻度升高的 ALP，尿酸可能升高
- 免疫学检查：自身抗体阴性
- 滑液：无菌，混浊，WBC 升高，黏度低
- 影像学：X 线片显示骨质侵蚀。超声和 MRI 不是常规检查，但有助于检测亚临床滑膜炎和早期 X 线片上不明显的侵蚀。

治疗

包括药物治疗和非药物治疗，需要一个多学科团队协同合作。

药物治疗

每种药物的详细解释请参阅第 8 章。PsA 比 RA 有一个更好的预后，所以 NSAIDs 可作为一线治疗方案适用于病情较轻者。

- 非甾体抗炎药用于轻度 PsA
- DMARDs
  - MTX 为首选（可以改善皮肤和关节症状）
  - 来氟米特
  - 柳氮磺胺吡啶
  - 联合 DMARDs 治疗适用于耐药者
  - 因为可能使皮肤疾病病情恶化，所以羟基氯喹禁忌用于皮肤疾病
- 阿普瑞司特：抑制白细胞磷酸二酯酶 D4，减少炎性细胞因子产生。对传统的 DMARDs 疗效差者有效。该药最近才获得许可，确切治疗效果有待进一步确定
- 生物治疗：尽管接受了 DMARDs 治疗仍然有 ≥3 个关节肿胀和 ≥3 个关节压痛阳性。指炎（手指关节受累）即使可能受累多于 1 个关节，也仅作为 1 个关节计算

- TNFi 治疗是一线生物治疗
- 优特克单抗（靶向 IL-12 和 IL-13 的 p40 亚单位）适用于 TNFi 耐药者。

止痛

控制炎症通常可改善疼痛，但对于效果不明显和关节有机械性损害的患者可能需要非甾体抗炎药 / 止痛药治疗。

非药物治疗

- 患者教育和关节保护策略
- 夹板、支具和家庭辅助器具
- 疾病发作期间休息
- 促进关节运动和保持肌肉力量的理疗。

外科手术

最优化的药物治疗仍然疗效不佳时，对关节或肌腱机械性损伤的患者可以考虑手术治疗。方法包括：

- 关节置换术
- 肌腱修复术
- 滑膜切除术
- 关节固定术和截骨术（很少开展）。

预后

PsA 预后优于 RA，但高达 20% 的患者出现关节损害。PsA 患者心血管疾病的发病率比普通人增加约 50%。DMARDs 和生物制剂能显著改善 PsA 患者的短期和中期生活质量，但长期疗效还缺乏良好的研究。

重要提示

银屑病关节炎

典型表现是不对称性关节炎，比RA累及的关节数目少。许多患者病情轻微，可以用非甾体抗炎药治疗，但活动性滑膜炎治疗效果不佳的患者可能需要DMARDs和生物制剂联合治疗。

反应性关节炎

反应性关节炎是一种急性炎症性关节炎，通常不对称影响大关节。可表现为赖特 (Reiter) 症候群的一部分（关节炎、尿道炎及结膜炎）。主要影响男性（男：女为 15：1），发病年龄一般在 15～40 岁。人口患病率约为 0.016%。

发病机制

反应性关节炎被认为是遗传易感个体由感染性诱因引起的。最重要的遗传风险因子是 HLA-B27；约 95% 患者呈阳性。由感染诱发的免疫反应与内源性抗原的交叉反应，导致关节和其他受感染组织的急性炎症。从感染到关节炎发作可能需要数周或数月的时间。已知诱发因素包括沙门菌、志贺菌、弯曲杆菌、耶尔森菌和性获得性衣原体感染，但在许多患者中没有明显的诱发因素。

临床表现

反应性关节炎通常表现为急性关节炎，有时先出现腹泻或尿道炎。临床症状包括：

- 一个或多个大关节（通常是下肢）的疼痛、僵硬和肿胀
- 足跟痛、跖筋膜炎和跟腱炎。
- 甲营养不良和脓溢性皮肤角化病（足底和手掌的类似于脓疱性牛皮癣的病变）
- 下腰痛和僵硬。

关节外特征

- 结膜炎（50%）

- 尿道炎、环状龟头炎（龟头周围的溃疡和水泡）（15%）
- 口腔溃疡（10%）
- 葡萄膜炎（罕见）
- 主动脉瓣关闭不全、心包炎、周围神经病变和脑膜脑炎（非常罕见）。

辅助检查
- 血液检查：ESR、CRP 升高和血小板增多
- 滑液：无菌，混浊，WBC 升高，黏度低；可见巨噬细胞样巨细胞（Reiter 细胞）
- 影像学：影像学检查可显示骶髂关节炎，在慢性病中呈现韧带起止点骨化或钙化
- 微生物学检查：尿道或阴道拭子上的衣原体，粪便培养常为阴性；血清学检查可能会发现先前肠道感染的证据。

治疗
目标是治疗受累关节的滑膜炎，适当引入 DMARDs 治疗复发性或顽固性疾病。
- 非甾体抗炎药和止痛药是一线治疗药物
- 关节内注射类固醇或短期口服类固醇适用于疗效不佳者
- DMARDs
  - 甲氨蝶呤或柳氮磺胺吡啶治疗顽固性或复发性疾病
- 抗生素
  - 四环素治疗衣原体性尿道炎。

预后
一般预后良好，但多达 60% 的病例关节炎复发。

重要提示

反应性关节炎

最重要的鉴别诊断是化脓性关节炎，可以通过关节穿刺来排除这种可能性。虽然关节内类固醇治疗对反应性关节炎效果好，但必须在感染被排除后才能予以实施。

肠病性关节炎

大约 15% 的炎症性肠病（IBD）患者罹患强直性脊柱炎和（或）大关节不对称性周围炎性关节炎。如果脊柱疾病主导，那么治疗同 AS 治疗；如果外围疾病主导，治疗可参见 PsA 部分。IBD 关节症状不是一定表现为肠病性关节炎。特别在老年人群中更常见的原因是骨性关节炎。MRI 或者超声波可有效鉴别肠病性关节炎和骨关节炎。

风湿性多肌痛

 概述

风湿性多肌痛（polymyalgia rheumatica，PMR）是一种以肩部和骨盆带的肌肉疼痛和僵硬为主要特征的疾病。患病率随年龄增长而增加，主要治疗手段是口服皮质类固醇。

PMR 的发病通常呈渐进性，没有明显的诱因。它可能单独存在，或作为巨细胞动脉炎（GCA）的一个特征，许多患者同时表现出这两种情况的特征。因此，PMR 和 GCA 可被认为是同一种疾病的不同表现。PMR 在 50 岁以下罕见，但是患病率可从 0.1%（55～60 岁）上升到 3%（80 岁以上）。更常见于女性（1.7∶1）。

发病机制

尽管一些患者有阳性家族史表明该病可能有遗传因素，但具体病因尚不清楚。可能影像学显示为腱鞘炎，但在受累肌肉中未发现炎性浸润，也没有肌肉血管炎的证据。

临床表现

- 影响骨盆和肩带近端肌肉疼痛和僵硬
- 全身不适（乏力、不适、食欲减退、体重减轻、低热）
- 头痛和其他症状提示 GCA。

辅助检查

- 血液学检查：正常色素正常细胞性贫血，ESR 升高，CRP 升高，血小板增多，ALP 轻度升高，CK 正常
- 免疫学检查：自身抗体阴性
- 影像学：无参考价值。

治疗

治疗目的是改善症状和恢复正常功能。治疗方法包括口服皮质类固醇。如果症状没有在 2 ~ 3 天内获得基本改善，那么 PMR 的诊断是不太可能的。经典方案如下：

- 泼尼松 15 mg 每日 1 次，疗程 3 周，减至 12.5 mg 疗程 3 周，然后 10 mg 4 ~ 6 周。
- 此后每月减少 1 mg（每次）泼尼松剂量，最终停止治疗。
- 如果症状和 ESR 升高复发，增加剂量约 5 mg 持续 2 ~ 4 周后重新开始减量
- 大多数患者需要 1 ~ 2 年的皮质类固醇治疗；有些需要更长期的治疗。

免疫抑制剂

应用每天少于 10 mg 泼尼松但症状无法控制时，硫唑嘌呤 [1 ~ 2 mg/(kg · d)] 或 MIX（10 ~ 25 mg/w）可作为激素疗法的替代。

预后

一般预后良好，但许多患者需要长期服用皮质类固醇，而这增加了与之有关的不良反应的风险，特别是骨质疏松。

> **重要提示**
>
> **风湿性多肌痛**
>
> 由于长期使用类固醇所引起的骨质疏松症，会使PMR患者的手术极具挑战性。术前类固醇剂量可能需要调整，以避免Addisonian危象。术后感染是长期服用类固醇患者潜在的并发症。

巨细胞动脉炎

> **概述**
>
> 巨细胞动脉炎（giant cell arteritis, GCA）是最常见的原发性血管炎，影响头颈部中等大小的血管，包括眼动脉和颞动脉。头痛、下颌咬合痛和视力障碍是典型特征。治疗的一个主要目的是防止不可逆转的失明。

约40%的GCA病例伴有PMR症状。这种情况在55岁以下的人很少见，但是像PMR一样在55岁以后变得更加普遍。在50岁以上人群GCA患病率约为0.025%，男女比例为1∶3。

发病机制

GCA的病因尚不清楚。和PMR一样，有些患者的家族史表明其有遗传因素参与。该病的特点是受累血管炎性浸润，破坏内弹性膜，肉芽肿形成，巨噬细胞样多核细胞（巨细胞）浸润。病变呈现斑片状的特征，只影响部分血管壁（跳跃性病变）。

临床表现

- 头痛
- 颞动脉肿胀、压痛伴搏动消失
- 面部疼痛和下颌咬合痛
- 骨盆和肩带近端肌肉疼痛和僵硬
- 视力障碍，如复视、暂时性黑矇
- 因眼动脉、视网膜动脉和睫状后动脉受累而失明
- 全身不适（乏力、不适、食欲减退、体重减轻、低热）。

辅助检查

- 常规血液检查：正常色素正常细胞性贫血，ESR 升高（通常
  ＞50 mm/h），CRP 升高，血小板计数增多，ALP 轻度升高
- 免疫学：自身抗体阴性
- 组织活检：颞动脉活检可以证实诊断，但由于跳跃性病变阴性
  结果不排除 GCA。不可因等待活检结果而延迟治疗。
- 影像学：超声和 PET 扫描的作用正在进行评估中，但其不能
  作为常规检查。

治疗

治疗目的是预防眼睛并发症如失明（不可逆的）和改善症状。大
剂量糖皮质激素是首选的治疗方法。如果应用糖皮质激素后
2～3 天内症状没有改善，那么 GCA 的诊断是不太可能的。典型
的治疗方案如下：

- 泼尼松 ＞0.75 mg/kg（通常每天 40～80 mg），直至症状缓解
  和 ESR 下降（通常为 4～6 周）
- 每 2 周减少 10 mg（每次），直至减少到 20 mg
- 每 2 周减少 2.5 mg，直到减少到 10 mg
- 根据患者反应情况，每月减少 1 mg，以求最终停止服药
- 大多数患者需要 1～2 年的皮质类固醇治疗；有些要求长期治
  疗。

免疫抑制剂

硫唑嘌呤 [1～2 mg/(kg·d)] 或甲氨蝶呤（10～25 mg/w）适用于
每天少于 10 mg 泼尼松无法控制症状的患者。

预后

如果一开始治疗及时则可获得好的预后。失明一旦发生是不可逆
的。如果不采取预防措施（见第 8 章），皮质类固醇诱导的骨质
疏松症将是一种常见的并发症。

重要提示

巨细胞动脉炎

在等待颞动脉活检时，不应延迟类固醇治疗。虽然颞动脉活检有助于确诊，但由于跳跃性病变，假阴性结果很常见。

系统性血管炎

概述

这是一组以血管壁炎症、坏死和器官损害为特征的多系统疾病。临床表现多变且诸多症状非特异，所以要做出诊断，高度怀疑是必要的。联合使用类固醇和免疫抑制药物或单独使用免疫抑制可改善预后。

本节涵盖了血管炎的主要形式，但这种情况也可以发生在与 RA 和 SLE 相关的疾病，被认为是由于免疫复合物沉积于血管引起的。根据受累血管的大小和类型以及有无抗中性粒细胞胞质抗体（ANCA）可以对血管炎进行分类，其中 ANCA 可检测髓过氧化物酶（MPO）或蛋白酶 3（PR3），见表 5.3。下面将详细讨论各类型血管炎。

川崎病

这是一种主要影响儿童的罕见系统性血管炎。长期认为其是传染性诱发的疾病，但至今没有分离出特定的病原体。经适当治疗预后良好，大多数情况下症状和体征可完全消失。

临床表现

- 发热性疾病伴全身不适和淋巴结病
- 结膜炎；唇、口、舌红斑（草莓舌）
- 红斑和手足肿胀
- 皮疹和多发性关节炎
- 心脏受累（心包炎、冠状动脉动脉瘤）。

表5.3　血管炎主要类型的特点

血管炎类型	主要累及部位	ANCA	备注
大动脉炎	主动脉及主要分支	阴性	通常发生的年龄 <50岁
巨细胞动脉炎	颈动脉分支	阴性	通常发生的年龄 >50岁
结节性多动脉炎	中型动脉 内脏动脉瘤	阴性	
川崎病	大、中、小动脉，可累及冠状动脉	阴性	通常影响儿童
多血管炎和肉芽肿病	鼻腔、肺和肾的中/小动脉	PR3阳性	也称为Wegener肉芽肿病
微小血管炎	皮肤、肺和肾的小动脉	MPO阳性	
Churg-Strauss综合征	肺小动脉	MPO阳性	与哮喘和嗜酸性粒细胞有关
Henoch-Schönlein紫癜	皮肤和肾的小动脉	阴性	由IgA免疫沉积在血管壁引起
冷球蛋白血症性血管炎	皮肤和肾的小动脉	阴性	冷球蛋白免疫沉积在血管壁上

辅助检查

- 常规血液检查：正常色素正常细胞性贫血，ESR 升高，CRP 升高，血小板增多，ALP 轻度升高
- 免疫学：自身抗体阴性
- 影像学：血管造影可能显示冠状动脉动脉瘤。

治疗

治疗目的是改善症状和预防血管并发症。可选择高剂量的阿司匹林和静脉注射免疫球蛋白治疗。

大动脉炎

本病是一种累及主动脉及其主要分支的肉芽肿性动脉炎。是一种罕见的疾病（患病率为 1 ~ 2/1000 000），主要影响 25 ~ 30 岁的女性（女：男 =50：1）。年龄 50 岁以上的人群很少罹患此病。

发病机制

不详。

临床表现

- 上肢用力痛
- 脉搏减弱或消失
- 颈动脉或锁骨下动脉杂音
- 视觉障碍
- 晕厥、CVA 和高血压。

辅助检查

- 常规血液检查：正常色素正常细胞性贫血，ESR 升高，CRP 升高
- 免疫学：自身抗体阴性
- 影像学：血管造影显示主动脉弓受累部位不规则和狭窄便可确诊。

治疗

治疗目的是通过免疫抑制疗法改善与血管损伤相关的症状。对于 ESR 和 CRP 升高、有临床症状和血管造影异常时，则使用大剂量口服类固醇（泼尼松 1 mg/kg）结合硫唑嘌呤或 MTX 治疗。如有高血压应及时治疗。

结节性多动脉炎

结节性多动脉炎（polyarteritis nodosa, PAN）是一种罕见的疾病，发病率为 30/1000 000，发病年龄在 30 ~ 50 岁。男女患病率基

本相同，以血管壁坏死和动脉瘤形成为特征，可导致血栓形成、梗死和出血。

发病机制

血管炎被认为是由于免疫复合物沉积在受累血管壁上引起。结节性多动脉炎具体病因尚不清楚，但在很多病例中发现与乙肝病毒感染有强关联。

临床表现

- 全身不适（发热、体重减轻、嗜睡、肌痛、关节痛）
- 周围神经病变（多发性单一神经炎）
- 腹痛和（或）胃肠道出血（黏膜溃疡、梗死）
- 急性肾衰竭、高血压和血尿
- 皮疹和皮肤溃疡（坏疽、结节）
- 心脏病（心肌梗死、心力衰竭、心包炎）。

辅助检查

- 常规血液检查：正常色素正常细胞性贫血，白细胞增多症，血小板增多，ESR 和 CRP 升高，尿素和肌酐升高
- 尿液分析：血尿
- 免疫学：ANCA 及自身抗体阴性；补体水平可降低
- 微生物学：HBV 感染血清学可能呈阳性
- 影像学：血管造影可作为诊断肾、胃肠道等部位中等大小血管动脉瘤的方法
- 组织活检：中等直径血管坏死性血管炎。如果血管造影不能确诊，那么活检有助于诊断。

治疗

治疗目的是预防器官损害和降低发病率和死亡率。大剂量类固醇和免疫抑制剂被用来诱导缓解后，再用小剂量类固醇和免疫抑制剂维持症状缓解。

诱导缓解

- 口服环磷酰胺 [2 mg/(kg·d)] 或脉冲静脉注射环磷酰胺 3～6 个月。
- 在治疗过程中应给予有机硫化合物美司钠和环磷酰胺预防出血性膀胱炎。
- 口服泼尼松 [1 mg/(kg·d)]1～2 个月，6 个月逐渐减至每日 10 mg 或更少。
- 开始治疗时脉冲式静脉注射甲泼尼龙 1～3 次、每次 1000 mg
- HBV 感染者给予抗病毒治疗。

脉冲式静脉注射环磷酰胺可代替口服环磷酰胺。在这种情况下，典型的治疗方案是每 2 周给予 15 mg/kg，持续 3 个周期，然后每 3 周再给予 15 mg/kg 的脉冲，持续 3～6 个周期，具体周期数取决于患者反应敏感程度。

维持缓解

- 硫唑嘌呤 [1～2 mg/(kg·d)] 与小剂量类固醇合用 6 个月
- 甲氨蝶呤或霉酚酸酯可用作硫唑嘌呤的替代品。

显微镜下多血管炎

显微镜下多血管炎（microscopic polyangiitis, MPA）是一种以肺和肾为靶点的小血管炎，会导致肺泡出血和快速进行性肾小球肾炎。患病率约为 150/1000 000，男性患者稍多。

发病机制

病因尚不清楚。但发病方式呈周期性，提示可能有传染性病因或诱因。

临床表现

- 全身不适（体重减轻、发热）
- 肾损害

- 咯血和胸腔积液
- 皮疹和腹痛
- 神经病变

辅助检查

- 常规血液检查：正常色素正常细胞性贫血，ESR 升高，CRP 升高，尿素和肌酐升高
- 尿液分析：蛋白尿和血尿
- 免疫学：补体低；MPO-ANCA 阳性，ANA 和抗 dsDNA 阴性
- 组织活检：肾、肺或皮肤活检示小血管坏死性血管炎。

治疗

治疗目的是预防器官损害和降低发病率和死亡率。大剂量类固醇和环磷酰胺用于诱导缓解，然后用小剂量类固醇和硫唑嘌呤维持缓解。在急性期利妥昔单抗可替代环磷酰胺给药，剂量为 375 mg/m^2，每周 1 次，共 4 周，同时给予大剂量的皮质类固醇。与含环磷酰胺的方案相比，没必要对使用利妥昔单抗治疗的患者在 6 个月时注射硫唑嘌呤或其他免疫抑制剂，因为免疫抑制作用持续超过 18 个月。此后仍需确定是否应进一步使用利妥昔单抗或硫唑嘌呤以维持缓解。

肉芽肿病伴多血管炎

肉芽肿病伴多发性血管炎，又称 Wegener 肉芽肿病，是一种累及上呼吸道、鼻腔、肺和肾的小血管炎。患病率约为 75/1000 000；男女比例相当。

发病机制

未知。

临床表现

- 鼻出血、鼻结痂、慢性鼻窦炎和黏膜溃疡

- 咯血和呼吸困难
- 浆液性中耳炎致聋
- 眼球突出和复视
- 鼻骨通道骨和软骨破坏
- 肾损害。

辅助检查

- 常规血液检查：正常色素正常细胞性贫血，ESR 升高，CRP 升高，尿素和肌酐升高
- 尿液分析：蛋白尿和血尿
- 免疫学：补体降低；PR3-ANCA 阳性，ANA 和抗 dsDNA 阴性
- 组织活检：在肾、肺或鼻骨通道小血管活检中发现坏死的血管炎，并有肉芽肿形成。

治疗

治疗目的是防止器官损害和减少发病率和死亡率。大剂量类固醇和环磷酰胺用于诱导缓解，随后低剂量类固醇和硫唑嘌呤用于维持缓解，可参阅 MPA 部分。和 MPA 一样，利妥昔单抗可以代替环磷酰胺诱导和维持缓解。

嗜酸性肉芽肿性多血管炎

嗜酸性肉芽肿性多血管炎，原名 Churg-Strauss 综合征，是一种主要累及肺部，但也会影响皮肤、肠道、周围神经和肾的小血管炎。患病率约为 5/1 000 000；男女发病率相当。大约 40% 的患者 ANCA 阳性。

发病机制

尚不清楚。

临床表现

- 皮损伴血管炎、皮疹或结节

- 多发性单神经炎
- 变应性鼻炎和鼻息肉
- 难以控制的呼吸困难和哮喘样症状
- 腹痛
- 肾小球肾炎。

辅助检查

- 常规血液检查：正常色素正常细胞性贫血，白细胞增多，嗜酸性粒细胞增多症，血小板增多症，ESR 升高，CRP 升高，尿素氮及肌酐升高
- 尿液分析：蛋白尿和血尿
- 免疫学：补体降低；MPO-ANCA 或 PR3-ANCA 阳性，ANA 和抗 dSDNA 阴性
- 影像学：肺浸润，胸腔或心包积液
- 组织活检：坏死性脉管炎伴嗜酸性粒细胞浸润和肉芽肿。

治疗

治疗目的是防止器官损害和降低发病率和死亡率。大剂量类固醇和环磷酰胺用于诱导缓解，然后低剂量类固醇和硫唑嘌呤用于维持缓解，见 MPA 部分。

Henoch-Schönlein 紫癜

Henoch-Schönlein 紫癜是一种影响皮肤、肠道和肾的小血管炎，主要发生在儿童（75%）。患病率约为 1.5/1000 000，男性略占优势（1.5 : 1）。多为自限性，预后良好。

发病机制

通常认为是由感染性因素触发免疫激活，IgA 生成过多，形成的免疫复合物沉积在血管壁上，进而产生了炎症反应。

临床表现

这种情况通常发生在上呼吸道感染之后：

- 臀部和小腿上的血管性皮疹
- 腹痛和胃肠道出血
- 关节痛或关节炎
- 肾小球肾炎（可在其他症状出现 4 周后延迟出现）。

辅助检查

- 常规血液检查：ESR 升高，CRP 升高，尿素和肌酐升高
- 尿液分析：蛋白尿和血尿
- 免疫学：阴性
- 组织活检：很少需要，但皮肤或肾活检显示小血管炎伴血管壁 IgA 沉积。

治疗

过敏性紫癜通常是自限性的，可能不需要治疗。对有持续性症状或体征的患者治疗，可口服皮质类固醇 1 mg/(kg·d)，在 2~4 周内递减用量。

冷球蛋白血症性血管炎

这是一种罕见的血管炎，由免疫复合物沉积血管壁所引起。这个名字来源于抗体抗原结合物在低温下沉淀。

发病机制

血管炎被认为是由于血液中的免疫复合物沉积在血管壁上诱发局部炎症反应。与感染有强相关，特别是 HCV 感染。

临床表现

- 全身不适
- 血管炎皮疹
- 神经病变（单神经病变或多神经病变）

- 肌痛和关节痛
- 雷诺综合征。

辅助检查
- 常规血液检查：ESR 和 CRP 升高
- 免疫学：自身抗体阴性
- 冷球蛋白试验：阳性
- 微生物学：丙型肝炎血清学可能呈阳性
- 组织活检：血管炎伴免疫球蛋白和 C3 沉积在血管壁上或周围。

治疗
治疗目的是改善症状和预防器官损害。治疗是经验性的，缺乏良好的证据基础。高剂量皮质类固醇、免疫抑制剂和血浆置换都已应用，并取得不同程度的成功。

白塞综合征
白塞综合征是一种可影响各种直径大小的动脉和静脉的血管炎。发病率最高的是土耳其，约 0.4% 人口受其影响，但在其他地中海后裔和日本后裔中也很流行。男女都可能受累。

发病机制
原因尚不完全清楚，但有很强的遗传相关性且与 HLA-B51 相关。

临床表现
临床表现多种多样：
- 口腔和生殖器溃疡
- 葡萄膜炎和视网膜血管炎
- 结节性红斑和痤疮样病变
- 关节痛和关节炎
- 移行性血栓性静脉炎和静脉血栓形成
- 动脉瘤

- 无菌性脑膜炎与局灶性神经系统损害
- 过敏性反应——在皮肤外伤部位出现脓疱，如真皮内注射。

辅助检查
- 常规血液检查：ESR 和 CRP 轻度升高，与疾病活动性相关差
- 免疫学：自身抗体阴性
- 影像学：血管造影可显示静脉血栓形成或动脉瘤形成的证据。MRI 可显示脑血管炎的证据
- 腰椎穿刺：神经系统受累时 WBC 和蛋白质升高。

治疗
在临床试验中已经发现许多治疗是有效的，总结如下：
- 局部类固醇治疗口腔和生殖器溃疡
- 沙利度胺（100～300 mg/d）用于顽固性口腔和生殖器溃疡
- 秋水仙碱（每日 1.2 g）治疗结节性红斑和关节痛
- 大剂量类固醇和免疫抑制剂治疗神经系统疾病，如 PAN。

成人 Still 病

这是一种系统性炎症性疾病，主要影响 20～40 岁的成年人。它具有很多临床特征与儿童 Still 疾病相同。

发病机制
有证据表明与遗传相关，与 HLA 位点相关已经被报道，但研究很少。推测是由一种传染因素触发引起，但是还没有发现具体的病原体。

临床表现
临床表现多种多样：
- 间歇性发热

- 丘疹性皮疹
- 多发性关节炎和多发性关节痛
- 肌痛
- 咽喉肿痛和淋巴结病
- 肝脾大及肝功能异常
- 腹痛
- 肺炎
- 肝衰竭（罕见）。

辅助检查
- 常规血液检查：ESR 和 CRP 升高，白细胞增多，血小板增多，铁蛋白明显升高
- 免疫学：自身抗体阴性
- 影像学：胸部 X 线检查可见肺部浸润。腹部超声可能显示肝脾大。

治疗
治疗目的是改善症状：
- 非甾体抗炎药是治疗关节疼痛和发热的一线药物
- 口服皮质类固醇（泼尼松 40 mg/d，以后逐渐减少）
- 硫唑嘌呤治疗不完全缓解者（每日 2 mg/kg）
- 各种生物药物，包括阿那白滞素、卡那单抗、托珠单抗和 TNFi 治疗已被用于对类固醇和免疫抑制剂无效的患者。

 重要提示

成人 Still 病
患者通常出现在传染病科室，并伴不明原因发热、皮疹和关节痛。铁蛋白水平高是其特征，也是重要的诊断线索。治疗方法是使用类固醇和免疫抑制剂。

家族性发热综合征

这是一组罕见的遗传性疾病，主要表现为可持续几小时到几天的间歇性发热，同时伴有多种其他的临床表现。

发病机制

这是一组由多种参与免疫调节的基因突变所引起的罕见的遗传性疾病。这些基因包括 *TNFRSF1A*（编码 TNF-1 受体）、*NALP3* 和 *MEFV*（均参与 IL-1B 的处理和激活）以及 *MVK*（参与异戊二烯合成的基因）。在某些病例中没有发现有基因突变。

临床表现

- 间歇性发热
- 皮疹
- 关节疼痛和关节炎
- 腹痛
- 浆膜炎
- 结膜炎
- 淀粉样变性。

辅助检查

- 常规血液检查：ESR、CRP 升高，IgD 升高（高 IgD 综合征）、IgM 副蛋白（Schnitzler 综合征）
- 免疫学：自身抗体阴性
- 基因检测：可确认诊断。

治疗

非甾体抗炎药可用于治疗发热和关节疼痛。长期使用秋水仙碱适于家族性地中海热（由 *MEFV* 突变引起）。Anakinra 和 Cankinumab 已成功应用于缓解许多临床症状。

系统性红斑狼疮

◎ 概述

系统性红斑狼疮(SLE)是一种多系统自身免疫性疾病，表现形式多种多样。其特点是产生针对双链DNA和细胞核其他成分的抗DNA抗体，皮质类固醇、羟基氯喹和免疫抑制疗法是主要的治疗手段。

系统性红斑狼疮 (SLE) 是一种多系统疾病，有各种各样的症状和体征。多发于 20 ~ 30 岁的妇女（10∶1）。在英国人口患病率约为 0.05%，但在加勒比黑人后裔中的发病率大约是其 4 倍（0.2%）。

发病机制

SLE 的病因尚未完全清楚。其与遗传因素有关，但环境因素也参与其中。针对 DNA 和细胞核其他成分的自身抗体是其一大特征。根据此产生了一种假设，即 SLE 可能存在处理凋亡细胞的缺陷，导致细胞表面呈现细胞核成分和自身抗体的形成。环境因素，如氧化应激、感染和紫外线暴露是重要诱发因素，该疾病也可由药物诱发（氯丙嗪、普鲁卡因胺）。补体通路（C1，C2，C4）存在遗传缺陷的患者患 SLE 的风险会大大增加。全基因组关联分析（GWAS）发现 SLE 与多基因相关，其与 *HLA-DR2*、*DR3* 和其他几个候选基因相关联。

临床表现

系统性红斑狼疮的临床特征很多，包括：

- 多发性关节炎或多发性关节疼痛
- 疲劳和不适
- 光敏性皮疹；脱发伴瘢痕
- 局灶性神经体征、精神病、癫痫、抑郁症、短暂性脑缺血发作（TIA）和卒中
- 雷诺综合征与网状细胞增生

- 口腔溃疡
- 溶血性贫血、白细胞减少、淋巴细胞减少和血小板减少
- 肾小球肾炎与肾衰竭
- 胸膜炎、心包炎、肺炎和肺纤维化
- 心肌炎与无菌性心内膜炎
- 静脉血栓栓塞
- 反复流产。

诊断标准

诊断标准归纳如表 5.4。但值得注意的是，有一些患者有部分临床表现但不完全符合 SLE 所有诊断标准。

表5.4　系统性红斑狼疮诊断标准

在11个特征中有任何4个，SLE的诊断可以成立，无论这些特征是先后或同时地出现	
特征	**表现**
蝴蝶斑	固定红斑，平坦或隆起，不累及鼻唇沟
盘状红斑	红斑性隆起斑块，有粘连性角化瘢痕和毛囊堵塞
光敏性	由于对阳光不正常的反应而起疹子
口腔溃疡	口腔或鼻咽溃疡，可能是无痛的
关节炎	非侵蚀的，包括2个或2个以上的周边关节
浆膜炎	胸膜炎（胸膜疼痛或摩擦或胸腔积液史）或心包炎（摩擦、心电图证据或积液史）
肾功能障碍	持续蛋白尿>0.5 g/d或细胞管型（红细胞、颗粒状或管状）
神经障碍	在没有引起药物或代谢紊乱的情况下出现癫痫或精神错乱
血液障碍	在没有应用不当药物的情况下出现溶血性贫血[1]，或白细胞减少[1]，或淋巴细胞减少[1]，或血小板减少[1]
免疫失调	抗DNA抗体 滴度异常，或Sm抗原抗体或抗磷脂抗体阳性
ANA障碍	免疫荧光法测定ANA滴度异常

[1] 在两次不同测试中

辅助检查

- 血常规：贫血，白细胞减少，淋巴细胞减少，血小板减少，ESR 升高；CRP 正常，但感染期间除外；有肾病者尿素和电解质可能异常
- 尿液分析：肾疾病中可出现血、蛋白质或管型
- 免疫学：ANA 阳性（95%~99%），抗 dsDNA 阳性（35%）；在一部分病例中，RF、ACPA、APA、抗 Ro、抗 La 和抗 Sm 抗体阳性；溶血性贫血中 Coomb 试验阳性；在急性发作或有遗传缺陷患者中 C3、C4 和 CH50 水平低
- 影像学：X 线未见受累关节破坏；超声或 MRI 可正常或显示滑膜炎；心脏和肺成像可显示肺纤维化、瓣膜病和赘生物（Libman-Sacks 型心内膜炎）、胸膜或心包积液，以及肺栓塞的证据（APA 患者）；神经影像学可显示白质病变、血管炎或脑缺血（APA 患者）
- 腰椎穿刺：当累及中枢神经系统时，脑脊液（CSF）中白细胞、蛋白和免疫球蛋白增多
- 组织活检：肾红斑狼疮时有肾小球肾炎（可表现为多种形式肾炎）。皮肤活检可能显示病变中有 IgG 和补体的沉积。

治疗

治疗目的是控制轻/中度狼疮的症状，预防重症狼疮的器官损害以及降低发病率和死亡率。

皮肤和关节疾病

- 羟氯喹 200~400 mg/d
- 止痛药/非甾体抗炎药用于关节疼痛和关节炎
- 小剂量口服类固醇 +/- 硫唑嘌呤或甲氨蝶呤治疗缓解不全的患者
- 避免紫外线暴露，使用防晒霜
- 局部类固醇霜治疗盘状狼疮
- 贝立单抗用于对标准治疗产生耐药性的患者。

溶血性贫血

口服皮质类固醇 +/- 免疫抑制剂。

APA 阳性患者的血栓预防

小剂量阿司匹林（75 mg/d）。

APA 阳性患者的血栓性疾病

华法林（INR 2.0 ~ 3.0）。

肾、心脏或中枢神经系统受累

肾、心脏或神经系统严重受累的患者需要高剂量类固醇和环磷酰胺诱导缓解，应用低剂量类固醇和免疫抑制剂维持缓解。该方案同治疗 PAN 所述。霉酚酸酯已被发现与环磷酰胺在诱导 SLE 合并肾受累的缓解方面具有相同的效果。随机试验显示利妥昔单抗对 SLE 无明显疗效。贝利单抗已被发现对标准治疗有耐药性的 SLE 有效，包括肾、心脏和血液学受累的患者，但尚未在中枢神经系统狼疮中进行研究。

预后

轻度疾病患者预后良好，总体 10 年生存率大于 85%。

💡 **重要提示**

系统性红斑狼疮

系统性红斑狼疮患者由于炎症损伤了内皮细胞，其发生心血管疾病的风险大大增加。最常见的死因是感染、肾衰竭和心血管疾病。

硬皮病

 概述

硬皮病（或系统性硬化症）是一类累及皮肤、内脏器官和血管系统的结缔组织疾病，其特征是进行性纤维化和多器官衰竭。心肺功能损害常见，亦是患者死亡的主要原因。

硬皮病 (scleroderma) 的发病年龄一般在 20 ~ 50 岁，以女性为主要患者群（4 : 1）。人群患病率约为 0.02%。该病有两个亚群：弥漫性皮肤系统硬化大约占 30%，可能发生危及生命的肺、肠道和肾受累；局限性皮肤系统硬化大约占 70%，较少出现主要器官损伤，预后较好。一部分局限性皮肤系统性硬化症患者同时罹患钙质沉着、雷诺综合征、食管受累、指硬皮病和毛细血管扩张症（即 CREST 综合征）。

发病机制

尽管免疫反应参与该病发生，但具体病因不详。常可见对 DNA 和其他可提取核抗原的自身抗体。该病的特征是皮肤和其他组织的纤维化，并伴有胶原蛋白沉积和小动脉狭窄、小动脉内膜增生和炎症浸润。

临床表现

- 重症雷诺综合征常伴有指部溃疡
- 皮肤纤维化（硬指、小破口）
- 毛细血管扩张
- 钙质沉着
- 食管动力障碍
- 肌肉疼痛和无力
- 肺动脉高压与肺纤维化
- 高血压与肾衰竭
- 多发性关节疼痛和挛缩
- 吸收不良。

辅助检查

- 常规血液检查：ESR 和 CRP 正常。肌炎患者 CK 可升高。有肾病者尿素和电解质可能异常
- 尿液分析：肾受累可有血尿或蛋白质
- 免疫学：ANA 阳性（90%），抗 SCL-70 抗体阳性（30%），抗

着丝点抗体（总体 50%，CREST 综合征高达 90%）

- **影像学检查**：超声或 MRI 可正常或显示滑膜炎；肺部检查显示肺纤维化和超声心动图提示肺动脉高压
- **肺功能检查**：限制性通气功能障碍
- **心导管术**：用于有肺动脉高压症状的患者。

治疗

治疗目的是控制症状和并发症：
- 降压药用于控制高血压
- 质子泵抑制剂和抗反流药用于治疗食管症状
- 血管扩张剂和热手套治疗雷诺综合征
- 抗生素治疗感染性指端溃疡和盲袢综合征
- 大剂量类固醇和免疫抑制剂治疗肺纤维化
- 前列环素或波生坦治疗肺动脉高压（请参阅相关章节）。

预后

弥漫性皮肤系统性硬化症的预后较差，10 年生存率为 70%。心血管疾病、肾衰竭和肺动脉高压是最常见的死亡原因。局限性皮肤系统性硬化症患者预后较好，10 年生存率为 82%。

多发性肌炎和皮肌炎

这是一组罕见的疾病，其特征是骨骼肌炎性浸润，表现为肌无力。这两种疾病的人口患病率加起来约为 0.02%，女性更容易受累（2∶1）。

发病机制

有证据表明该病与遗传因素和 HLA 位点有关。炎症性肌炎可单独发生，也可作为硬皮病、SLE 和干燥综合征等自身免疫性疾病的一个表现，或与潜在的恶性肿瘤相关（20% 的病例）。

临床表现

多发性肌炎表现为近端肌无力和全身表现如发热、体重减轻、乏力等。肌肉疼痛也可能发生。呼吸肌和咽部肌肉受累可导致吸入性肺炎和通气衰竭。多达 30% 的病例发生肺纤维化。在皮肌炎中表现相似，但有近端指间关节和其他关节伸肌表面的斑丘疹（Gottron 丘疹）、眼睑紫色变和眶周水肿（向阳性皮疹）等其他特征。

辅助检查

- 常规血液检查：ESR、CRP 升高；CK 通常升高，但 CK 水平正常并不能排除诊断
- 免疫学：抗 -Jo-1 阳性（20%）。潜在的系统性红斑狼疮、硬皮病、干燥综合征患者其他自身抗体也可呈阳性
- 肌电图：短期，多相运动单位电位与自发性纤颤电位
- 肌肉活检：炎性浸润伴肌纤维坏死和再生
- 肺功能检查：部分患者有限制性通气功能障碍。

治疗

治疗目标是改善肌肉功能、检测和治疗任何潜在的恶性肿瘤。一个典型方案如下：

- 高剂量类固醇（每日泼尼松龙 1 mg/kg）4 ～ 6 周（通常 60 ～ 80 mg）
- 根据临床反应和 CK 水平，在 4 ～ 6 个月的时间里，逐渐将泼尼松龙的剂量减少到每日 7.5 ～ 10 mg
- 持续低剂量类固醇和免疫抑制剂 [咪唑硫嘌呤、霉酚酸酯（MMF）或 MTX] 长期应用维持缓解
- 静脉注射免疫球蛋白治疗耐药患者
- 如果有潜在的恶性肿瘤则对其治疗。

干燥综合征

干燥综合征 (Sjögren syndrome) 是一种以唾液腺和泪腺炎症为特征的自身免疫性疾病。英国的人口患病率估计为 0.4%。发病的年龄通常在 40～50 岁，女性更容易受累（9∶1）。

发病机制
干燥综合征可孤立发生，也可是其他自身免疫性疾病的一个特征，如 RA、SLE、自身免疫性甲状腺疾病或原发性胆汁性肝硬化。干燥综合征患者罹患淋巴瘤的风险大大增加。

临床表现
出现的症状与泪水和唾液分泌减少有关，但也可能出现多种其他症状，包括：
- 口干
- 沙眼或眼干涩
- 结膜炎和睑缘炎。

其他特征包括：
- 乏力
- 雷诺综合征
- 淋巴结病
- 肾小管性酸中毒
- 周围神经病变
- 相关疾病症状。

辅助检查
- 常规血液检查：ESR、CRP 升高和高丙种球蛋白血症
- 免疫学：ANA 和 RF 阳性（90%）；抗 Ro（60%）和抗 La 抗体（30%）阳性
- 泪腺分泌试验：5 分钟内润湿小于 5 mm

- 活检：泪腺、唇或唾液活检显示淋巴细胞浸润。

治疗

治疗目的是改善症状。没有证据证明免疫抑制治疗是有作用的：

- 羟丙甲纤维素滴眼液
- 保持口腔卫生
- 经常喝水
- 口腔感染时及时治疗

纤维肌痛症

 概述

纤维肌痛症原因尚不清楚，其特征是慢性广泛的疼痛、多个触痛点、乏力和睡眠障碍。有证据表明可能是由于中枢神经系统疼痛信号处理异常所致。

在纤维肌痛症（fibromyalgia）患者中，常见在近期或童年时期经历应激性生活事件。它与低收入、离婚或分居以及低教育水平有关。其伴随症状包括：抑郁、面部疼痛、IBS 和睡眠障碍。发病高峰年龄在 30 ~ 60 岁，女性多见（6 : 1）。据估计人口患病率为 2% ~ 4%。

发病机制

其发病机制尚不清楚，可能与中枢疼痛信号处理异常和神经精神因素有关。也有证据表明与遗传有关。

临床表现

- 广泛性疼痛
- 多部位中度指压痛觉过敏（图 5.5）
- 乏力
- 焦虑、注意力不集中和抑郁

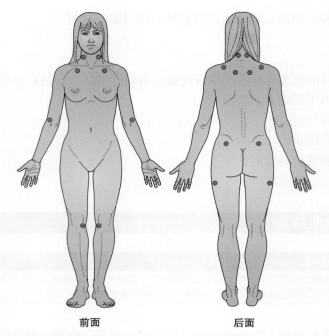

前面　　　　　　　　后面

图 5.5　纤维肌痛症的局部压痛部位

- 健忘与紧张性头痛
- IBS
- 感觉异常
- 药物不良反应发生率升高。

辅助检查
- 常规血液检查：正常
- 免疫学：阴性
- 影像学：正常。

治疗
治疗目的是通过药物治疗来改善疼痛，并提高自助能力和应对策略。治疗需要多学科治疗团队，包括职业治疗师、理疗医师和临床心理学家。

- 阿米替林
- 度洛西汀
- 加巴喷丁
- 氟西汀（可与阿米替林联合使用）
- 对乙酰氨基酚或复方止痛药
- 患者教育
- 针灸疗法
- 职业疗法和理疗
- 认知行为疗法。

预后

大约 25% 的病例经过治疗可以改善疼痛，并且约 50% 的患者可以继续工作。

复杂性局部疼痛综合征

此综合征有两种压型。这里主讲复杂性局部疼痛综合征 1 型（CRPS1），其是以骨痛、局部骨质疏松及患肢肿胀伴皮肤改变为特征。通常认为是由于神经血管功能紊乱所引起，常发生于外伤后。复杂性局部疼痛综合征 2 型指神经损伤后的神经病理性疼痛。

发病机制

原因不明。

临床表现

- 受伤后疼痛持续数周或数月
- 受累区域发热、红斑和肿胀

- 局部疼痛和压痛
- 自主神经功能障碍伴皮肤萎缩苍白。

辅助检查
- 常规血液检查：正常
- 影像学检查：X 线显示分布不均的骨质疏松。同位素骨扫描显示局部示踪剂摄取增加。MRI 显示骨髓水肿
- 骨活检：骨量减少，无特异性诊断特征。

治疗
治疗目的是改善症状和恢复正常功能。目前已测试过多种药物，但均没有足够的数据支持其临床使用。
- 患者教育
- 理疗
- 止痛
  - 非甾体抗炎药
  - 抗神经病药
- 双膦酸盐。

预后
有些患者可逐渐自行好转，但还有许多患者将会遗留永久性残疾。

 重要提示

复杂性局部疼痛综合征

复杂性局部疼痛综合征1型可发生在骨折后，并与制动有关，并可延迟康复进程。早期和规律的理疗与患者教育相结合是必不可少的。

晶体性关节炎

 概述

晶体性关节炎(crystal-induced arthritis)是由尿酸（痛风）或焦磷酸钙（假性痛风）沉积关节引起的急性关节炎。痛风倾向于影响以男性为主的年轻人，而假性痛风则更常见于老年女性。显微镜检查滑液有助于做出诊断。

痛风

痛风 (gout) 是最常见的炎症性关节炎，与高尿酸血症和代谢综合征密切相关。该病最常见于 20 ~ 40 岁的成年人，在男性中更为常见（5∶1）。人口患病率约为 2%。

发病机制

急性痛风是由于尿酸结晶沉积于关节，形成炎症反应。其根本原因是血液中尿酸水平的升高，这可能是由于内源性尿酸的过量产生或排泄减少造成的。遗传因素对尿酸的产生和排泄影响很大。家族病史并不罕见，一些罕见的遗传因素可使得尿酸生成过多。尿酸增加也可发生于骨髓增生性疾病、淋巴增生性疾病以及银屑病。引起高尿酸血症的其他重要原因包括肾功能损害、脱水、过量饮酒和噻嗪类利尿剂。

临床表现

可表现为急性炎症性关节炎或慢性关节炎急性发作。

急性痛风

- 突发性疼痛、肿胀、压痛和发红，通常影响单个关节
- 最常见于足第一跖趾关节
- 也可能涉及其他关节（下肢＞上肢）
- 滑囊炎或肌腱炎。

慢性痛风
- 软组织尿酸沉积（痛风石）
- 慢性关节疼痛和肿胀伴间歇性发作
- 皮肤溃疡伴尿酸晶体外溢
- 肾损害。

辅助检查
- 常规血液检查：ESR 和 CRP 升高，白细胞增多。合并代谢综合征或酒精过量可导致肝功能异常。在急性发作期尿酸盐经常升高但也可能是正常的
- 免疫学：自身抗体阴性
- 滑液：无菌，混浊，WBC 升高，黏度低。可见到尿酸盐晶体
- 影像学：急性痛风时影像学检查通常是正常的，慢性痛风可见骨侵蚀、关节周围骨硬化和关节破坏。

治疗
治疗目的是通过治疗急性发作期的滑膜炎来改善症状，并通过降低尿酸治疗来预防复发。

急性发作
- 秋水仙碱 500 μg 每日 2 ~ 3 次，或非甾体抗炎药
- 休息受累关节
- 耐药者关节内注射类固醇或全身使用。

长期治疗
- 别嘌呤醇 50 ~ 100 mg/d，逐渐增加至 900 mg/d，滴定以降低血清尿酸 <360 μmol/L
- 对治疗效果不好或别嘌呤醇不能耐受者，应用非布司他 80 ~ 120 mg
- 减少酒精摄入量
- 避免脱水

• 避免富含嘌呤的食物（野味、红肉、海鲜）。

假（性）痛风

假（性）痛风是一种急性炎症性关节炎，与关节内焦磷酸钙晶体沉积有关。它常与放射性软骨钙质沉着病有关，该病表现为焦磷酸钙晶体沉积在半月板和关节软骨中。假（性）痛风与 OA 也有很强的关联。最常见于 60 ~ 80 岁的成年人。女性比男性更易受累。据估计人群假（性）痛风的患病率约为 0.5%。

发病机制

假（性）痛风是由焦磷酸钙晶体在关节内沉淀引起的炎症反应。焦磷酸钙晶体在关节软骨中沉积是很常见的，7% ~ 10% 的 60 岁及以上人群出现此种情况。然而，大多数患者是无症状的，只有少数发展为假（性）痛风。遗传因素可决定对假（性）痛风的易感性，在某些情况下，该病呈现为家族性，*ANKH* 基因突变并以常染色体显性的方式遗传。软骨钙质沉着病也可能与其他疾病有关，包括甲状旁腺功能亢进、甲状腺功能减退、血色素沉着病、糖尿病、Wilson 病和肢端肥大症。已知的发病诱因包括手术、创伤、脱水、饥饿和感染。

辅助检查

• 常规血液检查：ESR 升高，CRP 升高，白细胞增多。尿酸正常
• 免疫学：自身抗体阴性
• 滑液：无菌，浑浊，WBC 升高，黏度低。菱形焦磷酸钙晶体在偏振光下可见，但未见菱形焦磷酸钙结晶时并不排除该诊断
• 影像学：放射学检查可显示软骨钙化和 OA 征象（图 5.6）。

治疗

治疗的目的是改善急性发作期滑膜炎的症状。

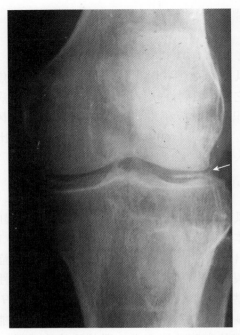

图 5.6　膝关节软骨钙化。膝关节正位片显示外侧半月板晶体沉积（箭头）导致膝关节软骨半月板钙化

急性发作治疗

- 秋水仙碱 500 g 每日 2～3 次，或非甾体抗炎药
- 如果患者没有好转，关节内或全身类固醇激素治疗（但需除外败血症）
- 关节制动。

💡 **重要提示**

晶体性关节炎

血清尿酸在炎症期间下降，因此正常的尿酸水平不排除急性痛风的诊断。痛风和假（性）痛风都可与感染性关节炎类似，因此关节穿刺是很重要的，这样才能做出正确的诊断。

骨关节炎

👁 概述

骨关节炎是最常见的关节疾病，以滑膜关节关节软骨丢失和软骨下骨硬化为特征。放射学检查通常可以提供诊断依据。治疗方法包括止痛、锻炼和生活方式改变。当药物治疗不能缓解症状并且骨关节炎严重影响生活质量时需考虑关节置换手术。

骨关节炎（osteoarthritis，OA）的特点是软骨损伤和关节间隙狭窄，伴有软骨下骨质硬化和囊肿形成。膝、髋、手和脊柱是最常见的累及关节。骨关节炎在 50 岁以下人群罕见，但随着年龄增长发病率逐渐增加。据估计，英国 55 岁及以上人群中约有18% 患有症状性膝骨关节炎，最高 4.4% 患有髋部骨关节炎和最高 2.5% 患有症状性手部骨关节炎。放射学 OA 甚至更普遍，65岁及以上的人群约有 80% 放射学检查时可发现骨关节炎，但大多数都是没有症状的。尽管 OA 病程是良性的，但它是老年人导致病态和残疾的主要原因。

发病机制

遗传和环境因素共同参与了 OA 的发病机制。家族病史常见，双胞胎和家族研究表明，遗传是常见的并且是多基因遗传模式。在长期重复机械负荷或关节损伤的职业人群中 OA 更为常见，这表明生物力学因素也是很重要的。这与骨密度增加有关，至于原因，其中一种理论认为，软骨下骨密度的增加会减弱软骨减震作用。有些患者存在轻度炎症。已知的 OA 风险因素包括：

- 家族遗传病史
- 肥胖
- 关节职业损害
  - 男女职业运动员
  - 农民
  - 矿工
- 外伤

- 骨折影响关节面
- 韧带断裂
- 半月板撕裂
- 并存疾病
  - Paget 骨病（畸形性骨炎）
  - 化脓性关节炎
  - 先天性髋关节脱位
  - Perthes 病。

临床表现：

典型的 OA 表现为关节疼痛，在负重时疼痛加重，休息时疼痛减轻（表 5.5）。可能有轻微的晨僵和活动后缓解的现象。症状恶化和缓解可交替发生。特征包括：

- 下楼梯时前膝疼痛（髌股骨关节炎）
- 拇指基底疼痛（第一掌指关节 OA）
- 髋关节或臀部疼痛时跛行（避痛步态）
- 下肢疼痛或颈部疼痛（脊柱 OA）
- 受影响的关节因骨赘形成而增大和肿胀［（手上的布夏尔（Bouchard）结节和赫伯登（Heberden）结节；图 5.7］
- 关节畸形
  - 膝部内翻 / 外翻畸形
  - 固定屈曲畸形
  - 下肢不等长
  - 手部 OA 时可见手指畸形
- 骨擦感、活动范围减小和肌肉萎缩
- 轻度滑膜炎和积液。

辅助检查

- 常规血液检查：正常
- 免疫学：自身抗体阴性
- 滑液：无菌、透明、黏度高的液体；WBC 可轻度升高

表5.5　**各种骨关节炎的特点**

类型	特征
结节性OA	结节性或原发性全身OA不常见，但与遗传强相关，往往影响妇女。主要累及PIPJ和DIPJ，以及拇指底部的第一个CMCJ。由于局部炎症，患者可能出现间歇性疾病发作。手部结节性OA常与膝关节和髋关节OA，以及第一个MTPJ（拇僵直）有关
髋关节OA	在高加索人群中很常见，这种类型通常根据影像学表现分类：髋关节上极部位OA（男性常见，单侧，主要累及负重关节面）和内侧软骨丢失（女性常见，双侧，与结节性/手部OA共存）
膝关节OA	更常见于女性，随着年龄的增长发病率增加 与肥胖密切相关。 其他易感因素包括先前的膝关节创伤，例如半月板、ACL和PCL撕裂 通常累及双侧，由于内侧膝关节受累导致弓形腿 与手部OA密切相关

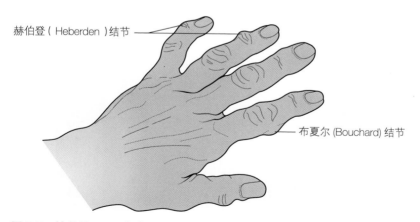

赫伯登（Heberden）结节

布夏尔（Bouchard）结节

图 5.7　结节性 OA，有典型的骨肿胀。DIPJ 受累称为 Heberden 结节，PIPJ 受累称为 Bouchard 结节。结节性 OA 倾向于 DIPJs 而不是 PIPJs，通常在数年内只影响一个关节。炎症期表现为受累手疼痛、肿胀、功能减退。可同时累及 CMCJ 和 MCPJ，特别是拇指

- 影像学：行负重膝髋 X 线片检查。髌股关节的股骨远端正、侧位片。典型特征包括关节间隙变窄、骨赘、软骨下硬化和囊肿（图 5.8）。

治疗
治疗的目的是改善症状。药物治疗和非药物治疗同样重要：

药物疗法
- 对乙酰氨基酚
- 局部非甾体抗炎药
- 全身性非甾体抗炎药
- 复方止痛药
- 关节内应用类固醇药物。

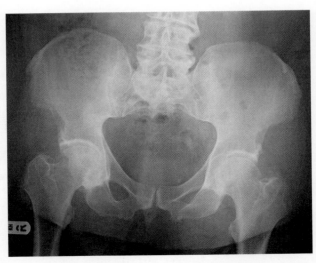

图 5.8　右髋关节骨关节炎。改变包括关节间隙因软骨丢失而变窄，关节下硬化，软骨下囊肿和骨赘形成，导致关节边缘"滑脱"。病理性骨关节炎的特点是软骨下囊肿、滑囊炎、关节周围骨赘、软骨下硬化和软骨丢失、滑膜增生

关节营养药物

氨基葡萄糖 / 软骨素（有限的证据可证明其有效）。

非药物方法

- 减轻体重
- 加强股四头肌功能锻炼
- 患者教育。

手术治疗

在正规治疗下无法控制症状和生活质量严重下降的情况下：

- 全髋关节和膝关节置换术（见第 6 章）是最成功的
- 截骨术（不太常见）
- 关节镜（偶尔进行）。

预后

许多患者经过治疗后症状明显改善。关节置换手术通常效果良好，但有 5% ~ 20% 的患者术后疼痛缓解效果差强人意。

 重要提示

骨关节炎

通常可通过临床症状和X线片上没有侵蚀将其与RA鉴别，但有时这两种情况可以并存。在这种情况下，滑膜炎和急性反应的存在可引起关节疼痛和僵硬，并且更倾向于RA的诊断，而不是OA。放射改变并不总是与症状的严重程度相关。缺血性坏死可发生在OA晚期。无论是否计划关节置换手术，减肥和运动都是有益的。

骨质疏松症

 概述

骨质疏松症是一种常见疾病，随着年龄增长发病率升高。本病更倾向于影响女性，并以低骨密度、骨脆性增加和骨折率升高为特点。双能X线扫描对诊断和及筛选需要治疗的患者至关重要。双磷酸盐是治疗的一线药物。

骨质疏松症 (osteoporosis) 定义为骨密度值与健康年轻成年人骨密度平均值（见第 3 章）相比低 2.5 个标准偏差（T 值）以下。骨质疏松症发病率随着年龄的增长而升高。在人的一生中，骨质疏松性骨折估计会影响 30% 的女性和 12% 的男性。在英国骨质疏松性骨折的治疗费用估计每平约 12 亿英镑，其中大部分是由髋部骨折引起的。髋部骨折发病率和死亡率高。

发病机制

骨质疏松的主要原因是与年龄相关的骨质流失增加，以及（女性）绝经后雌激素缺乏。这两个因素都导致骨吸收与骨形成之间解耦合，导致在骨重塑过程中破骨细胞移除的骨量大于成骨细胞（骨形成细胞）形成的骨量。衰老本身在骨质疏松性骨折的发病机制中也起着关键作用，因为由于视力差、肌肉无力和姿势不稳定等诸多因素，跌倒的风险增加了。最重要的风险因素包括：

- 家族史
- 绝经早
- 体重低
- 不良饮食
- 药物治疗
    - 皮质类固醇激素
    - 芳香化酶抑制剂
    - GnRH 激动剂
- 共存疾病
    - RA 和其他慢性炎症疾病
    - 吸收不良
    - 慢性肝肾疾病
    - 甲状腺肿大、甲状旁腺功能亢进和其他内分泌疾病。

临床表现

低骨密度 (BMD) 不会引起症状，典型的临床表现是合并骨折。骨折可以累及任意骨，但最常见的 3 个部位是手腕、髋部和脊柱。

骨折后再次骨折的风险大大增加。临床特征包括：

- 变矮、驼背和背痛（椎骨骨折）
- 髋部疼痛、缩短和外旋（髋部骨折）
- 受影响骨（其他骨折）的疼痛和畸形。

辅助检查

- 常规血液检查：通常正常。原发性甲状旁腺功能亢进时高血钙；慢性肝肾疾病时肝肾功能检查异常；男性性腺功能低下时睾酮低；多发性骨髓瘤时 ESR 和副蛋白升高；单克隆丙种球蛋白症中副蛋白具有不确定的意义；甲状腺毒症时 T4 升高，促甲状腺激素（TSH）降低
- 免疫学：隐匿性乳糜泻中转谷氨酸酶（TTG）升高
- 影像学：影像学检查可能显示脊椎骨骨折或楔形畸形的证据。诊断需依据 DEXA 检查，在脊柱或髋部 T 值 < -2.5（见第 3 章）。请注意，由于同时罹患 OA 或主动脉钙化，骨质疏松性脊椎骨折患者的 BMD 可能为正常。

治疗

治疗目的是防止骨折。药物治疗和非药物治疗都很重要。根据 DEXA 扫描的 T 值指导治疗（表 5.6）。

表5.6　**骨质疏松症开始药物治疗的骨密度阈值**

患者组	治疗阈值（T值）
绝经期后骨质疏松症	−2.5
50岁以上男性骨质疏松症	−2.5
皮质类固醇诱导的骨质疏松症	−1.5

核心药物治疗

- 阿仑膦酸或利塞膦酸为首选
- 唑来膦酸用于口服药物存在禁忌或胃肠不耐受时
- 狄诺塞麦用于唑来膦酸使用存在禁忌或肾功能不佳患者

- 特立帕肽治疗严重脊柱骨质疏松症
- 钙和维生素 D 的补充主要作为其他治疗的辅助。

其他治疗方案
- 激素替代疗法 (HRT)：绝经早、<60 岁的妇女
- 雷洛昔芬：罹患脊柱骨质疏松症的年轻女性
- 替勃龙：罹患脊柱骨质疏松症的年轻女性。
- 伊班膦酸盐：作为替代其他双膦酸盐的作用有限（非椎骨骨折数据有限）
- 雷尼酸锶：仅用于严重骨质疏松症，如果其他药物不合适，且没有心血管疾病（或危险因素）时。

非药物治疗
- 保持良好的饮食和足够的钙和维生素 D
- 戒烟
- 减少饮酒量，男子每周 21 单位以下，妇女每周 14 单位以下
- 评估跌倒风险，并在适当情况下采取预防策略。

 重要提示

骨质疏松症

尽管在很多中心依然建议对50岁以上的骨折患者进行双能X线检查，但骨折风险预测评分和骨折风险评分工具等骨折风险评估应为更优先选择。罹患脊柱骨质疏松症的老年患者由于主动脉钙化和脊柱退行性变，在双能X线检查时可能出现假阴性。

骨软化症和佝偻病

👁 概述

骨软化症(osteomalacia)是以骨矿化过程异常和未钙化骨（类骨质）在骨表面堆积为特征。如果发生在生长过程中，称为佝偻病(rickets)。佝偻病其导致骨畸形和生长迟缓。治疗的目的是改善症状并恢复正常的生化过程。

骨软化症最常见的病因是维生素 D 缺乏。它可能是由各种基因紊乱引起的，进而导致肾磷酸盐丢失或影响维生素 D 的作用或其代谢的分子机制。穆斯林妇女和足不出户的老年人的风险增加，因为维生素 D 主要来自于阳光照射。

发病机制

维生素 D 可以来源于饮食（主要是鱼油）。或通过紫外线对皮肤的作用，将 7- 脱氢胆固醇转化为胆钙素（维生素 D），此后，在肝中维生素 D 发生 25 位羟基化，生成 25(OH)D，在 1 位处进一步羟基化得到活性代谢物 $1,25(OH)_2D_3$（图 5.9）。由此产生的 $1,25(OH)_2D_3$ 促进从肠道吸收钙和磷酸盐，促进骨吸收。在缺乏维生素 D 的情况下，肠道对钙（和磷酸盐）的吸收会减少，导致血钙含量下降。甲状旁腺因血钙降低可分泌甲状旁腺激素 (PTH) 和增加骨转化，从骨释放钙进入血循环，但可引起磷尿和低磷血症。如果缺乏维生素 D 的情况严重且长期存在，那么由于 PTH 的持续升高（继发性甲状旁腺功能亢进症），会导致骨软化症或佝偻病。不太常见的导致骨软化症和佝偻病的原因包括：

- 调节维生素 D 代谢的基因遗传突变（抗维生素 D 性佝偻病）
- 调节磷代谢的基因（低磷性佝偻病）遗传突变
- 获得性磷酸盐代谢缺陷（肿瘤性骨软化）
- 慢性肾衰竭［肾合成 $1,25(OH)_2D_3$ 失败］
- 双膦酸盐和铝的毒性。

临床表现

骨软化症的表现特征包括：

- 骨痛和（或）压痛
- 肌肉无力和疲劳
- 全身不适
- 骨折。

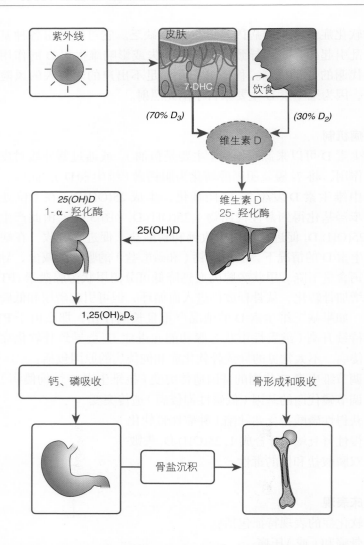

图 5.9　维生素 D 代谢。通过紫外线对 7- 脱氢胆固醇（维生素 D_3）的作用在皮肤中产生的维生素 D，也可从饮食中获得（维生素 D_2）。据估计，皮肤合成在大多数人中约占 70% 的维生素 D 水平。循环中的维生素 D 被肝羟基化生成 25(OH)D，再被肾进一步羟基化生成活性代谢物 $1,25(OH)_2D_3$。$1,25(OH)_2D_3$ 增加了从肠道吸收钙和磷酸盐，这反过来促进骨矿化。维生素 D 通过调节成骨细胞和成骨细胞分化，对骨的形成和吸收也有直接影响

佝偻病的表现特征包括：
- 骨痛和畸形
- 骨骺板膨胀
- 发育迟缓和夭折
- 手足抽搐和癫痫。

辅助检查
- 常规血液检查：钙正常或低；低磷血症，PTH 升高，25(OH) 无法检测到，碱性磷酸酶升高
- 影像学：X 线片示骨质减少伴骨折或假性骨折（图 5.10）；儿童的骨骺变宽
- 骨活检：很少有必要，但可显示骨转换增加，增加了类骨质接缝的厚度和范围。

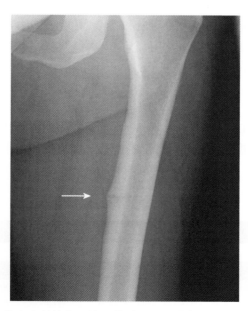

图 5.10　骨软化症患者的左股骨 X 线片，显示内侧皮质有假性骨折。患者足不出户并且营养不足，出现骨痛和肌肉无力

治疗

治疗方法取决于病因。

维生素 D 缺乏导致的骨软化症：

此类骨软化症对胆钙化醇治疗反应快速且完全。传统上，高剂量维生素 D 已被用于治疗骨软化症，但是中等剂量的胆钙化醇，如 2400～3200 U/d（100 μg/d），为期 1～2 个月，也可以成功治疗骨软化症。在英国，有许可证的制剂包括 400 U（12.5 μg）、800 U（25 μg）和 25000 U（625 μg）的维生素 D。治疗的剂量和持续时间应根据 ALP 水平的变化和患者临床反应而定（当骨软化愈合时 ALP 水平降至正常）。患者应继续服用维持剂量（每天 800～1600 U）以防止复发。

低磷性佝偻病

活性维生素 D 代谢物（阿法骨化醇 1～3 g/d 或罗钙全 0.5～2 g/d）加磷酸盐补充剂。治疗的剂量和持续时间应根据 ALP 和血清磷酸盐水平的变化和临床反应而定（当骨软化症愈合时 ALP 水平降至正常水平）。

肾性骨病

活性维生素 D 代谢产物（阿法骨化醇 1～3 μg/d 或罗钙全 0.5～2 μg/d），根据临床反应和 ALP 的变化及血清钙水平的变化调整剂量。

Paget 病

 概述

Paget 病的特点是局部性骨重塑增加，导致骨骼机械性薄弱。骨痛是最常见的表现，经常与 ALP 升高和典型的 X 线表现同时存在。治疗的目的是控制痛苦。目前还没有证据表明治疗可以降低发生并发症的风险。

Paget 病最常累及的骨骼包括骨盆、脊柱、头骨、股骨和胫骨。该病在 50 岁以下罕见，但发病率在此后每 10 年增加 1 倍左右，累及英国 80 岁以上人口的 8%。在男性中更常见（1.4∶1）。在易感性方面也有明显的种族差异：这种疾病在英国和欧洲其他地区很常见（除了斯堪的纳维亚），但在远东和印度次大陆极为罕见。

发病机制

遗传因素起着重要作用。最重要的基因是 *SQSTM 1*；在有家族史的患者中，40% ~ 50% 的患者出现基因突变，但总体而言只有约 10% 的患者发生突变。引起疾病的基因突变增加破骨细胞活性，并且已经确定了几个其他基因和易感基因位点。环境因素也参与疾病发生，已知的基因诱发因素包括：营养不良、感染、骨骼损伤和重复机械负荷。

临床表现

许多患者无症状，估计只有 7% ~ 15% 的患者就诊。在这些患者中，最常见的表现特征是：
- 骨痛
- 骨骼畸形
- 病理性骨折（图 5.11）
- 受累骨温度升高
- 听力下降
- OA 引起的关节疼痛
- 椎管狭窄。

罕见的并发症包括：
- 高钙血症（制动时）
- 高排量的心力衰竭（增加骨的血流量）
- 脑积水（由于颅骨受累）
- 骨肉瘤。

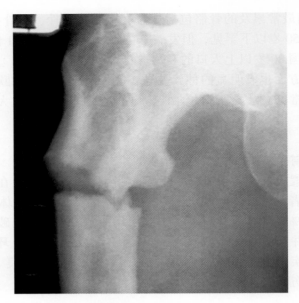

图 5.11　与 Paget 病相关的病理性骨折

辅助检查

- 常规血液检查：碱性磷酸酶（ALP）升高，其余通常正常
- 影像学：异常的骨小梁形态，伴有交替的骨硬化和骨溶解；骨骼膨胀和畸形，以及假性骨折。受累骨骼中示踪剂摄取增加
- 骨活检：很少需要，经典表现为破骨细胞和成骨细胞活性增加；骨髓纤维化和编织骨。

治疗

治疗的主要目的是改善骨痛，如果疼痛是由于骨转换增加造成的，可以使用镇痛药和非甾体抗炎药及可以应用抗吸收药物来控制疼痛。对抗吸收治疗的反应可以通过生物化学的方法进行测定。虽然抗吸收药物可以减轻疼痛，但目前还没有证据表明它们可以防止并发症，如骨折或畸形。

药物疗法

- 利塞膦酸盐每日口服 30 mg，持续 2 个月
- 唑来膦酸 5 mg 静脉注射，1 次
- 帕米膦酸 60 mg 静脉注射，3 次
- 羟乙二磷酸盐和二膦酸盐每日 400 mg，3~6 个月（很少使用）
- 降钙素 100 IU，每周 3 次（如其他药物不能应用）
- 疼痛时可应用止痛药 /NSAID。

如果认为由于疾病复发并伴有 ALP 升高，则可给予更多的双磷酸盐治疗用于疼痛的复发。

非药物治疗

- 增高鞋（肢体缩短引起的畸形）
- 助行器。

外科手术治疗

- 骨折固定术
- 关节置换术（继发性 OA）
- 椎管狭窄
- 骨骼畸形时行截骨术
- 骨肉瘤（预后差，甚至截肢）。

💡 **重要提示**

Paget 病

长骨弓形是 Paget 病在股骨或胫骨 X 线片上的经典特征。关节置换术在技术上有一定困难，因为增加了出血的风险，并且骨骼畸形使定位困难。骨肉瘤是一种罕见的并发症，发生率不到 0.1%，但即使积极治疗，5 年的生存率也很差。

骨纤维性结构不良

◎ 概述

骨纤维性结构不良的特点是骨痛、病理骨折，偶尔因为局部或是多处溶骨病变而导致骨骼畸形。治疗的目的是改善症状和治疗合并存在的内分泌疾病。

骨纤维性结构不良可影响单个骨（单骨型）或多骨（多骨型）。多骨型骨纤维性结构不良可能与牛奶咖啡斑、性早熟和其他内分泌异常有关，这被称为麦库恩-奥尔布赖特综合征（McCune-Albright syndrome）。

发病机制

本病原因是 Gs-α 蛋白的功能增益体突变，它负责 G 蛋白偶联受体（GPCR）下游的信号转导。基因突变产物类似激素激活的作用。这些突变不是在生殖细胞中遗传的，而是发生在早期胚胎发育时的体细胞中。因此，携带突变的子代细胞可存在于整个身体，但呈片状分布。突变的影响主要体现在骨和内分泌系统，因为许多内分泌激素的作用是通过与 G 蛋白偶联受体的结合来介导的。

临床表现

- 骨痛
- 病理性骨折
- 骨骼畸形
- 性早熟
- 牛奶咖啡斑
- 低磷性佝偻病（罕见）
- 甲状腺毒症、Cushing 综合征与肢端肥大症（罕见）
- 骨肉瘤（罕见）。

辅助检查

- 常规血液：正常
- 影像学：局灶性溶骨性病变和骨膨胀。骨硬化不明显。同位素骨扫描示踪剂摄取增加；MRI 显示骨髓水肿
- 骨活检：很少需要，但显示破骨细胞数量和活性增加，骨髓纤维化的骨形成增加不如 Paget 病明显。

治疗

包括：

- 静脉注射双膦酸盐治疗骨痛（证据水平较低）
  - 每 3 ~ 6 个月静脉滴注帕米膦酸钠 60 mg
- 止痛药和非甾体抗炎药治疗骨痛
- 磷补充剂和维生素 D 代谢物治疗低磷性佝偻病
- 手术行骨折固定及纠正骨畸形
- 芳香化酶抑制剂可用来治疗女性的性早熟，也可以作为男性的雄激素拮抗剂
- 甲状腺毒症、Cushing 综合征和肢端肥大症可能需要特殊治疗。

预后

预后一般较好，预期寿命正常，但部分患者可能伴有病理性骨折、畸形和内分泌疾病。

（葛建忠　左海强　译）

第 6 章
区域骨科与创伤

章节纲要

肩和臂	头部、颈部和脊柱
肘和前臂	骨和关节感染
腕和手	骨骼肌肉肿瘤
骨盆、髋和膝	神经损伤
足和踝	

第 4 章讨论了骨折的分类、初步评估和处理以及并发症。

肩和臂

锁骨骨折

锁骨骨折通常发生在中、远端 1/3 之间，由于重力对臂的影响，远端骨折段向下移位。近端骨折段在胸锁乳突肌牵拉下向近端移位。

临床表现
- 年轻男性常见
- 直接外力作用在肩部或上肢外展位跌倒（FOOSH）
- 肩和锁骨部位疼痛和压痛
- 沿锁骨可见突出
  - 皮肤被顶起，有开放性骨折可能
- 评估远端神经血管状态至关重要
  - 臂丛、锁骨下血管、腋神经和腋动脉。

辅助检查
- 锁骨前后位片和尾端 30° 斜位片
  - 位置和畸形（图 6.1）。

治疗
- 非手术治疗
  - 通常外固定（吊带或锁骨带）即可
- 手术治疗
  - 切开复位内固定（螺钉、钢板、髓内钉）
  - 相对手术指征包括侧方移位的骨折、锁骨缩短、开放性骨折、软组织（神经血管）损伤、双侧骨折和多发伤，如连枷胸和有症状的骨折不愈合。

并发症
- 术后
  - 感染
  - 内固定移位
  - 神经血管损伤
- 畸形愈合（肩部外展受限）或不愈合（5% ~ 10%）
  - 锁骨远端骨折发生率高

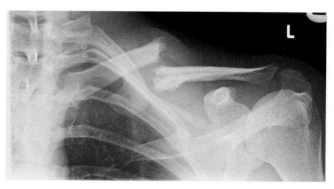

图 6.1　左锁骨中段移位骨折

- 臂丛神经损伤（高能量损伤）
- 气胸（高能量损伤）。

肩关节前脱位

> 👁 **概述**
>
> 肩关节脱位是最常见的脱位之一，因为肩关节是一个浅且解剖上不稳定的关节。肩关节脱位通常是前脱位，由创伤引起，需要急诊尽早复位，如果复位困难可手术室内复位。必须评估肩关节周围是否有骨折，以及受伤肢体的神经血管状况。复位后，大多数患者可行非手术治疗，吊带制动并早期功能锻炼。注意：老年患者的肩袖撕裂率较高，而年轻和活跃的患者复发率较高。肩关节脱位三联征是肩关节脱位伴肩袖撕裂和腋神经损伤。

肩关节的稳定性由肩胛骨盂唇和关节囊、韧带及肩袖肌维持，这些肌肉将肱骨头固定在扁平的肩胛盂关节面上。肩关节前脱位的机制通常是创伤性的（向后倾倒时上肢外展着地，即当肩部被迫外展和外旋时），导致肱骨头向前向下移位（约 95%）。肩关节前脱位时肱骨头常导致盂唇和前部关节囊损伤。

临床表现
- 肩部疼痛，运动范围受限（通常不能活动）
- 受累上肢固定，由对侧上肢支撑或悬挂在身体一侧
- 方肩畸形：有明显的台阶和凸起（肱骨头），正常的侧方轮廓缺失（表现为直角）。
- 评估神经血管状况
  - 腋神经。

辅助检查
- 肩部放射学检查（正位、腋位或"Y 位"）
  - 肱骨头通常在肩胛骨的内侧和下方可见（图 6.2）
  - 合并肱骨近端骨折（大结节）
- CT 或 MRI

- 检查相关的骨骼和（或）软组织损伤。

治疗

- 非手术治疗
  - 在镇痛镇静状态下，使用 Kocher（牵引、外旋、内收、内旋）、Milch 或 Hippocratic 方法进行即刻复位
  - 复位后查 X 线片
  - 外固定（例如颈腕吊带）和早期理疗。
- 手术治疗
  - 根据损伤、年龄和活动情况，可能需关节镜探查和固定。

并发症

- 复位后
  - 腋神经损伤或肱骨头骨折
- 复发性脱位
  - 80% 是由于盂唇和关节囊的损伤导致（见后文）；年龄较小是复发的最重要的预测因素。

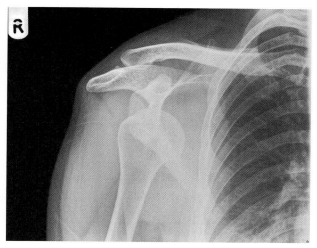

图 6.2　右肩关节前脱位

- 肩袖撕裂（如肩胛下）和僵硬
  - 年龄较大
- 神经血管损伤
  - 腋神经麻痹（袖带征）
  - 臂丛神经损伤也是可能的。

✎ 操作

肩关节脱位的复位

复位指征

- 闭合性复位治疗单纯脱位或合并结节骨折的脱位
- 更复杂的骨折脱位可能需要切开复位和内固定，建议在复位前与上级医师讨论。

手术知情同意书

- 神经血管损伤风险
- 医源性骨折风险
- 闭合复位失败可能需切开复位

手术步骤

患者仰卧。成功复位依赖于足够的肌肉放松，而不是过度的力量牵引。可以在有意识的患者中实现复位，需慢慢牵引，也可以借助全身镇静或麻醉。闭合复位的方法包括：

- Hippocratic 复位法
  - 纵向牵引外展位上肢
  - 在胸部使用床单缠绕身体以便反向牵引，避免腋下压力
  - 另外一种方法比较传统：一只脚（脱掉鞋）放在胸壁上，脚的后跟用作支点以便将肱骨头向外推，牵拉的同时内收上肢
  - 手臂轻微的外旋可以帮助肱骨头从位于肩胛骨边缘的位置脱离。
- Milch 复位法
  - 在中立位置对手臂施加纵向牵引力
  - 同时保持牵引，在控制肱骨头旋转的同时逐渐外展。
- Kocher 复位法
  - 中立外展时肘关节弯曲至 90° 并施加纵向牵引
  - 用前臂作为杠杆，将手臂向外慢慢旋转至 90°
  - 将上臂内收跨过胸壁外侧然后内旋上臂（将手放至对侧肩部）
  - 由于肱骨头骨折的风险，老年人或骨质疏松者应谨慎使用此操作。

复位后吊带固定。复位后影像学检查是必不可少的，以确保肩关节复位完全，并且没有相关的骨折，并再次评估肢体的神经血管状态。

肩关节后脱位

肩关节后脱位罕见，常因癫痫发作、电击或直接打击肩膀前部，迫使手臂外展和内旋，肱骨头朝后下移位。常被漏诊。

临床表现

- 肩部剧烈疼痛，无法活动
- 手臂保持在内旋（不能外旋）。

辅助检查

- 肩部影像学检查（正位、腋位或 "Y 位"）
    - 除 "灯泡征" 外，正位片通常显示正常（图 6.3）
    - 经腋窝 / 侧位片证实
- CT 或 MRI。

治疗

- 立即复位（通常在全麻下），采用闭合（牵引和外旋）或切开复位
- 固定与早期理疗
- 其后的治疗与前脱位相同。

复发性肩关节脱位

复发性肩关节脱位通常发生在前脱位之后，常是由以下因素引起的。虽然年龄小是最有力的预测因素，但居前的两个因素则是第一次脱位造成的损伤，以及降低了盂肱关节固有的稳定性。年龄较小是最有力的预测因素：

- 肱骨头后侧压痕骨折（Hill–Sachs 损伤，见图 6.3）。
- 前部关节囊及盂唇损伤（Bankart 损伤）
- 年龄小（复发脱位的危险因素）
- 老年人合并肩袖疾病
- 非创伤性，如 Ehler-Danlos 综合征
- 习惯性的。

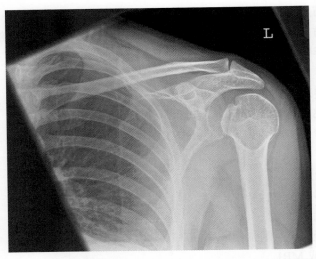

图 6.3　在正位片中有旋转的肱骨头显示"灯泡征"。肱骨头表面可见反向 Hill-Sachs 病变，CT 扫描将有助于明确此损伤

临床表现

- 与初次脱位一样
  - 可有轻微的疼痛
- 前恐惧试验阳性（患者仰卧，肩胛骨获得支撑使肩臂放松，上臂 90° 外展逐渐外旋，在肩前方予以保护外力，出现恐惧感）；或后恐惧试验阳性（患者仰卧，肩胛骨获得支撑使肩臂放松，上臂内收屈曲，在近端肱骨头后方予以保护性外力，出现恐惧感）。

辅助检查

- 肩关节放射学检查（正位、腋位或"Y 位"）
- CT 或 MRI。

治疗

- 非手术治疗

- 有时可能自行复位
- 固定与早期理疗
- 手术治疗
  - 前方关节囊重建以治疗前脱位（Bankart、Putti-Platt、下囊移位手术）
  - 复发性后脱位需要骨与软组织重建
  - 习惯性或多向不稳定性的脱位应非手术治疗。

胸锁关节或肩锁关节脱位

胸锁关节和肩锁关节损伤（Rockwood 分类）很少见，但一旦发生，往往涉及关节面的半脱位或脱位。只要没有神经血管的损伤和明显的移位，通常可以用一个宽的手臂吊带治疗。OA 是一种潜在的并发症。胸锁后关节脱位可能对纵隔结构造成损伤，需要进行紧急联合骨科和心胸外科评估。

肱骨骨折

见表 6.1。

💡 重要提示

肩部和手臂的创伤

肩部损伤后，尤其对一个脱位的肩关节复位前后，以及在评估肱骨骨折时，评估受累肢体的神经血管状况是十分必要的。对于肩关节脱位，谨记评估腋神经（袖带征和三角肌功能）和动脉状况（触诊肱动脉或桡动脉）。对于肱骨骨折，重要的是在固定前后评估桡神经功能（手腕和手指伸直，虎口区感觉）。与肱骨骨折同时出现的桡神经麻痹有85%～90%会自行缓解。

肩袖疾病

👁 概述

肩袖疾病（通常涉及冈上肌）是由炎症、退化、损伤或血管再生/钙沉积反应引起的。超声和（或）磁共振成像可以辅助诊断。治疗方法应根据患者的严重程度而定，任何撕裂和关节不稳定都需要进行治疗。

表6.1 肱骨骨折的分型、临床表现及治疗

类型	临床表现	治疗（并发症）
近端： • 肱骨头 • 大结节 • 小结节 • 外科颈	老年人骨质疏松症 肩/臂部着地（直接接触）或上肢外展位的跌倒（FOOSH） 评估畸形、瘀伤（血液病）、肩袖、脱位、腋神经和血管状态 X线片（Neer分类） 可能需要CT检查	镇痛 轻度/中度移位：吊带固定 严重移位/肱骨头劈裂/骨折脱位：考虑手术，如复位和内固定，肱骨头置换术* （腋神经/动脉损伤，皮肤损害，臂丛神经损伤，僵硬，脱位，畸形愈合，不愈合，肱骨头缺血性坏死）
肱骨干	老年人，FOOSH，扭转外力 畸形、桡神经及远端血管状态评估 放射学检查	镇痛 轻度/中度移位：U形板和后期支撑 严重移位/不稳定：考虑手术，如钢板内固定 （手术前后桡神经损伤，骨不连）
肱骨远端	老年人，FOOSH，年轻人高能量损伤 评估畸形、开放性损伤，神经血管状态 X线片+/–CT	镇痛 多数ORIF治疗，除非无移位 一些老年低需求患者行非手术治疗（包括骨袋技术）

* 对于肱骨近端的彻底评估需要肩关节正侧位、轴位片。肱骨近端移位传统上被定义为主要骨折块成角 >45°，和（或）移位 >1 cm。在考虑手术选择时，评估患者的正常功能需求是很重要的

构成肩袖的肌肉群覆盖肩关节囊，止于肱骨的大结节和小结节。构成肩袖的肌肉如下：

• 冈上肌（外展）

• 肩胛下肌（内旋）

• 冈下肌（外旋）

• 小圆肌（外旋和内收）。

关节的稳定性取决于这些肌肉的功能和相关的肌腱。肩袖疾病在

40 岁后常见，肩袖肌腱的退化，特别是在冈上肌止点的无血管区域，可能导致肌腱部分或完全撕裂。

常见原因包括：

- 肩袖撕裂是由于创伤或是肩峰和大结节之间的慢性撞击造成的
  - 急性或慢性撕裂
- 钙化性肌腱炎
- 肩袖撞击。

临床表现（表 6.2）

- 与受累肌腱及其潜在病因有关
- 撞击的特征是有一个疼痛弧
- 撕裂可能与无痛的功能丧失有关
- 关于肩袖的评估可参见第 2 章
  - 特殊试验包括 Neer 试验、Hawkins 试验和 Jobe 试验。

表 6.2　**肩袖疾病的分型、临床表现及治疗 ***

分型	临床表现	治疗（并发症）
肩袖撞击	中年 被动运动范围良好 疼痛弧试验阳性 （60°～120°）	理疗与非甾体抗炎药 肩峰下类固醇注射可辅助诊断 肩峰下减压（复发）
肩袖撕裂	中老或老年人 无痛功能丧失 可能有创伤史 使用第2章所述的试验方法确认受累肌肉 超声+/–MRI证实	根据年龄、功能需求和撕裂类型不同而给予个性化治疗（术后复发者需修复）
钙化性肌腱炎	中年人（20～50岁） 与糖尿病有关 通常没有外伤史 突然的严重疼痛和功能缺失 肩关节放射学检查可见撞击征象：冈上肌腱内钙化	休息和非甾体抗炎药 超声引导下或直接类固醇注射 肩峰下钙化物切除（复发）

* 肩峰下滑囊炎被认为是肩袖肌腱炎（撞击）的早期阶段。关于如何评估肩袖的肌肉，请参阅第 2 章。

Adapted from Frost A, Robinson CM. The painful shoulder. Surgery 2006; 24(11): 363-367.

辅助检查

- 放射学检查
  - 撕裂：退变性改变和关节间隙狭窄
  - 撞击：肩峰下硬化
  - 钙化性肌腱炎：钙化沉积
- USS
  - 联合注射以诊断可疑撞击综合征或钙化性肌腱炎
- MRI 或磁共振关节造影。

治疗（表 6.2）

- 非手术治疗
  - 最好避免固定（如颈腕吊带）
  - 物理疗法
  - 皮质类固醇肩峰下滑囊注射（症状改善时可明确撞击综合征的诊断）
- 手术治疗
  - 关节镜下肩峰下减压清除术
  - 顽固性病例予以关节镜下切除钙沉积
  - 关节镜下或开放的肩袖修补术（适用于完全症状性撕裂患者）。

冻结肩

粘连性关节囊炎或冻结肩是一种常见的特发性肩关节疾病，也可能发生在轻微创伤或近期肩关节或上肢手术后制动一段时间后。患者的特点是中年（其中女性 60 岁是最常见的），并可能有糖尿病、IHD 或甲状腺疾病。

临床表现

- 肩关节疼痛和僵硬自发发作
- 肩关节活动范围全面减少
  - 主动和被动活动受限
  - 特异性的外旋受限。

辅助检查

- 影像学检查
  - 排除肩袖疾病，但通常正常
- MRI +/− 关节造影。

治疗

- 非手术治疗
  - 在许多情况下有效，但需要 1 ~ 3 年才能缓解
  - 理疗与非甾体抗炎药
  - 激素注射
  - 膨胀性关节造影与即时理疗。
- 手术治疗
  - 适用于难治性病例
  - 麻醉下操作
  - 关节镜下松解术 / 减压。

 重要提示

肩袖疾病

冈上肌主要负责启动盂肱关节外展，由于肩袖撕裂通常涉及冈上肌，所以会影响外展动作。然而，由于肩胛-胸旋转和三角肌外展，也可能产生有限的主动外展。全肩关节置换治疗肩关节关节炎的一个重要先决条件是有完整的肩袖。

肘和前臂

肘关节脱位

概述

肘关节脱位通常发生在肘关节屈曲时跌落，伸展位手着地时。复位前和复位后均需要仔细放射学检查以确定是否合并前臂近端或肱骨远端骨折。对于孤立的脱位，往往行非手术治疗。对于肘关节骨折脱位，有可能合并肘关节不稳定，需要手术治疗。

肘关节脱位通常表现为尺骨近端相对于肱骨远端的后脱位（其他常见的形式为前、内侧 / 外侧）。

临床表现

- 肘部疼痛和肿胀，活动范围受限
- 严重畸形通常较明显
  - 肘部三角对称丢失（鹰嘴和髁）与鹰嘴突出
  - 肘关节被另一手臂固定在屈曲处
- 复位前后评估受伤肢体的神经血管状况十分重要
  - 特别是评估正中 / 尺神经和远端血管状态。

辅助检查

- 肘部 X 线片（正位和侧位）
- 复杂骨折脱位的 CT 表现
  - 脱位（图 6.4）
  - 可能伴有骨折，例如桡骨小头、冠突和尺骨近端骨折。

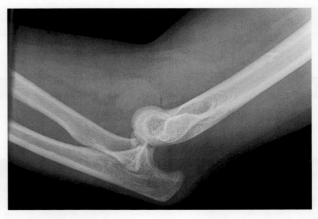

图 6.4　肘关节脱位

治疗

- 非手术治疗
  - 在止痛和镇静下立即复位，复位后再行放射学检查
  - 固定（例如肘关节屈曲 90°，过肘关节的上肢后托石膏固定），最长 2 周，以避免长期固定造成肘关节僵硬
- 手术治疗
  - 合并肘关节不稳定的骨折脱位，例如恐怖三联症（肘关节后脱位、桡骨头骨折、冠突骨折）
  - 主要关节内或不稳定骨折的内固定，韧带修复（通常是外侧副韧带）+/– 桡骨头置换。

并发症

- 不稳定
  - 持续的早期不稳定可以通过有针对性的肘关节锻炼和（或）铰链式外固定器来治疗，视严重程度而定
- 僵硬、疼痛和（或）功能恢复延迟
  - 复杂的骨折脱位发生率增加
  - 异位骨化症或骨化性肌腱炎
  - 骨性关节炎
- 神经血管损伤
  - 正中神经、桡神经和（或）尺神经麻痹
  - 肱动脉损伤（罕见）
- 复发性脱位（罕见）
- 复位后
  - 神经血管损伤。

尺骨鹰嘴骨折

此种骨折通常是直接创伤引起（例如跌倒肘部着地），可发生在年轻患者高能量跌倒之后以及老年患者低能量跌倒后。

临床表现
- 肘后部疼痛和肿胀
- 活动范围缩小
  - 无法完全伸直及弯曲
  - 有时会触及明显的骨折间隙
- 仔细评估是否有开放性损伤。

辅助检查
- 肘关节正侧位片
  - 使用 Mayo 分类（基于移位、肘关节不稳定和骨折粉碎程度的分类）。

治疗
- 非手术治疗
  - 未移位骨折（关节面台阶 <2 mm）
  - 低功能需要的老年患者的移位骨折
  - 颈腕吊带或过肘石膏外固定
- 手术治疗
  - 移位和（或）不稳定骨折
  - 张力带钢丝固定最常用于单纯性横向骨折
  - 钢板固定适用于粉碎、远端、斜形和不稳定的骨折。

并发症
- 术后
  - 引起症状的内植物（高去除率）
  - 异位骨化症
  - 神经血管损伤
- 疼痛和僵硬
- 伸肘功能损失
- 继发性 OA。

桡骨头骨折

桡骨头骨折是肘部最常见的骨折，通常继发于 FOOSH（伸展位跌倒）。桡骨颈骨折最常见于儿童。

临床表现

- 肘部外侧的疼痛和肿胀
- 无法完全伸直及屈曲
  - 评估前臂旋前和旋后
- 可能存在内翻、外翻不稳定
- 需要考虑伴随的骨和韧带损伤
  - 尺骨近端 / 冠突 / 肱骨远端骨折
  - 肘关节脱位 +/- 恐怖三联征
  - Esex-Lopresti 损伤
  - 腕骨骨折。

辅助检查

- 肘关节正侧位片
  - 关节血肿可导致脂肪垫征阳性
  - Mason 分类（ 1 ~ 3 型 ）。

治疗

- 非手术治疗
  - 绝大多数孤立的 1 型和 2 型骨折
  - 用颈腕吊带进行短暂悬吊外固定
  - 有人提倡关节抽吸 / 注射 LA
  - 早期主动运动 +/- 理疗
- 手术治疗
  - 唯一的绝对适应证是真正的前臂旋转障碍
  - 切开复位内固定在 Mason 2 型骨折中的作用有争议，手术治疗无优势

- 合并与肘部和（或）前臂不稳定的复杂移位骨折，例如肘关节恐怖三联征
- 桡骨头置换适用于 ORIF 不可行（常见）和存在不稳定
- 无肘部/前臂不稳定的桡骨头急性粉碎性骨折行桡骨头切除术（罕见）
- 由于持续疼痛和僵硬，最后选择桡骨头切除。

并发症
- 术后
  - 骨间后神经损伤
  - 内固定失败
  - 感染
- 不稳定
- 疼痛和僵硬
- 继发性骨关节炎。

前臂骨折

这种骨折通常是由直接或间接外伤引起。单骨骨折 [例如孤立的尺骨骨折——警棍伤（ nightstick injury ）]，双骨骨折，或单支骨折合并肘部或手腕关节损伤。前臂的任何移位骨折都可能导致前臂旋转的受限，建议进行解剖复位和固定。

临床表现
- 前臂疼痛、肿胀和畸形
- 评估患肢的神经血管状态是非常必要的
- 仔细评估是否有开放性骨折。

辅助检查
- 前臂放射学检查（正侧位片）
  - 摄片时应包括肘关节及腕关节

治疗

- 非手术治疗
  - 无移位或轻微移位的孤立单支骨干骨折，即警棍骨折
  - 制动（例如前臂至肘上背侧石膏，肘关节屈曲 90°）
- 手术治疗
  - ORIF 在大多数情况下是优先选择
  - 术中要评估旋后旋前功能

并发症

- 骨筋膜室综合征（罕见）
- 术后感染
- 不愈合或畸形愈合（固定良好时罕见）
- 神经血管损伤（如桡神经或骨间后神经）
- 疼痛和僵硬
- 再骨折
- 内固定取出
- 严重损伤时或双骨经单一切口固定时出现骨桥。

> **重要提示**
>
> **肘部和前臂创伤**
>
> 肘部和腕部都必须行X线检查，特别是在出现任何伴随的症状和（或）体征时。可发现远端隐匿性骨折或软组织损伤。例如：
> 1. 孟氏骨折，尺骨（通常是近端）骨折，并伴有桡头脱位。
> 2. 盖氏骨折，桡骨骨折（常为骨干）和尺桡关节远端脱位。
> 3. Esex-Lopresti损伤，桡骨近端骨折伴有骨间膜损伤，远端尺桡关节损伤导致桡骨短缩。

网球肘

网球肘，或肱骨外上髁炎，是起于肱骨外上髁的伸肌总腱（通常指桡侧腕短伸肌）的慢性炎症、退变和断裂。通常是由轻微创伤或重复劳损引起的偏心负荷引起的，这种情况常发生在手臂伸肌收缩，同时手腕剧烈弯曲，例如网球的反手击球时。

临床表现

- 肱骨外上髁 / 总伸肌起点疼痛和压痛
- 抵抗手腕或手指伸展时疼痛复现
- 肘关节正常屈伸
- 继发于疼痛，握力可减少。

治疗

- 非手术治疗
  - 多数人有效
  - 活动调整 +/– 支具固定
  - 镇痛，如 NSAID 和理疗
  - 皮质类固醇注射液（疗效有争议）
- 手术治疗
  - 很少应用
  - 伸肌总腱清创和松解。

高尔夫球肘

高尔夫球肘，或称内侧上髁炎，是肱骨内上髁的屈肌总腱（通常为旋前圆肌和桡侧腕屈肌）的慢性炎症、退化和断裂。疼痛通常是由手腕和手指过伸引起的，例如击打高尔夫球时打在地上，而不是打在球上。不如网球肘常见。

临床表现

- 内上髁疼痛，触痛
- 压痛比网球肘轻
- 肘关节正常屈伸
- 抗阻力手腕屈曲时疼痛复现

治疗

- 非手术治疗
  - 镇痛理疗

- 皮质类固醇注射液（疗效有争议）
- 手术治疗
  - 很少应用
  - 屈肌总腱起点剥离和松解。

> 💡 **重要提示**
>
> **网球肘和高尔夫球肘**
>
> 字母"t"在单词"lateral"里面，可以辅助记忆网球肘是外侧肱骨外上髁炎。尽管有些人支持局部类固醇激素注射治疗，但是大量证据表明其并没有缓解症状。

尺骨鹰嘴滑囊炎

尺骨鹰嘴滑囊炎是一种相对常见的炎症，有时出现肘部后侧关节囊感染。潜在诱发因素包括既往或现在反复创伤、局部感染或痛风。

临床表现

- 肘关节后侧 / 鹰嘴部位疼痛性肿胀
- 发热、发红提示滑囊感染
  - 可能见局部肿胀
- 肘关节的运动一般受限。

治疗

- 非手术治疗
  - 改变活动方式
  - 止痛
  - 感染时抽吸和使用抗生素
- 手术治疗
  - 很少开展，除难治性感染或合并钙化的慢性滑囊炎外
  - 冲洗滑囊 +/– 切除。

重要提示

尺骨鹰嘴滑囊炎

尺骨鹰嘴滑囊炎患者，即使在感染时，肘关节的运动和功能也通常保持不变。抽吸滑囊液并送微生物学检查可提供有针对性的抗生素治疗方法。肘关节运动的丧失、局部发热和全身发热、关节疼痛提示脓毒性肘关节炎。此种情况需要在手术室行紧急关节冲洗。

腕和手

桡骨远端骨折

 概述

桡骨远端骨折常见于老年绝经后骨质疏松妇女。评估必须包括对手部神经血管和周围皮肤的完整性进行全面评估。局部阻滞或麻醉下的复位往往是第一选择，移位的不稳定的骨折需要根据患者的基本健康情况和功能需求决定是否手术干预。

绝经后妇女的桡骨远端骨折发生在低能量损伤（FOOSH）之后（在低能量跌倒中，骨折发生的年龄往往小于髋部和脊柱的脆弱性骨折），或与年轻患者的高能量损伤有关。它是上肢最常见的骨折。最常见的类型是 Colles 骨折——远端骨折向背侧成角和移位。Smith 骨折的特点是桡腕关节外桡骨远端骨折，远端骨折向掌侧成角移位。通常发生在摔倒，手背着地受力时。

临床表现

- 手腕疼痛和肿胀，活动范围受限
- 因缩短（径向）和成角而呈"餐叉"样畸形
- 评估受影响肢体的神经血管状态至关重要
  - 评估正中神经、尺神经功能和桡动脉状态。

辅助检查

- 腕部放射学检查（正位和侧位）（图 6.5）

- 检查是否有移位、成角、嵌插和骨折（撕脱、关节内、Barton 骨折——关节内桡骨远端骨折伴桡腕关节脱位）
- 即使未见骨折也可能需要治疗（临床骨折）
- 尺骨茎突骨折。

治疗
- 非手术治疗
  - 如果移位，采用区域阻滞（如 Bier's）并立即复位；记住复位后复查 X 线片（1～2 周复查一次）
  - 固定（如 Colles 骨折）总时间约 6 周
  - 转诊康复服务中心（见第 5 章）
  - 理疗

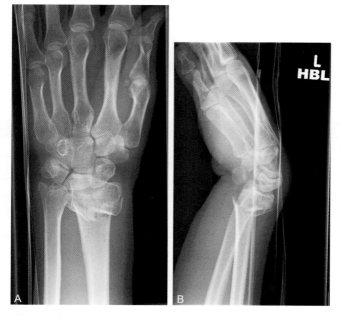

图 6.5 桡骨远端粉碎性骨折，伴有背角、腕关节脱位、缩短和尺骨茎突撕脱骨折。（a）正位；（b）侧位

- 手术治疗
  - 适用于再移位（不稳定）或复杂骨折（关节内、粉碎性、开放性、伴腕部损伤）需手术治疗
  - 经皮克氏针固定或外固定架治疗不稳定骨折
  - 关节内骨折需切开复位固定
  - 桡骨塌陷的骨折应植骨并内固定。

并发症
- 术后
  - 感染
  - 屈肌肌腱断裂，如在掌侧钢板固定后拇长屈肌腱断裂
  - 内固定物失败
- 僵硬、疼痛和畸形
  - 慢性局部疼痛综合征（CRPS）（见第 5 章）
  - 成角的畸形愈合（截骨矫正）
- 神经血管和软组织损伤
  - 正中神经（急性腕管综合征）和（或）尺神经麻痹
  - 桡动脉和（或）尺动脉损伤（罕见）
  - 拇长伸肌腱断裂（延迟并发症）。

💡 **重要提示**

桡骨远端骨折

对于功能需求较低的老年患者，有证据表明桡骨远端畸形愈合不会导致较差的结果。对于此类患者移位的不稳定骨折，是否手术治疗存在争议。掌侧移位的桡骨远端骨折由于不稳定，通常需行支撑钢板手术治疗。桡骨远端畸形愈合和短缩的典型后遗症是远端尺桡关节疼痛，旋后范围缩小，日常活动困难，如转动钥匙或打开紧的罐子时。

操作

桡骨远端骨折的操作

知情同意

- 复位丢失的风险
- 神经血管损伤风险
- 疼痛
- 麻醉 / 镇静剂的副作用

步骤

需要适当的麻醉、镇静或局部麻醉。握住患侧的手，一只手握住患者的拇指，另一只手握住小指。持续纵向牵引（在助手的帮助下对肱骨施加反牵引力），直到两骨块分离。通常可以感觉到一个明显的分离感觉，但也可以通过骨折部位的活动性来确定。

调整握力，让你的拇指停留在远端的碎块上，并用这些作为支点进行折顶（增加畸形）。进一步牵引直到背侧皮质重新对齐，然后弯曲骨折端以复位远端骨折块。

采用背侧夹板用于Colles骨折。骨折复位后的稳定性主要取决于粉碎程度、患者的年龄和复位效果。然而，使用背侧夹板时一定要注意在骨突起部位有足够的填充物，肘部和腕掌关节要可以自由活动，以及避免过度的腕关节弯曲和拇指底部卡压。

舟骨骨折

舟骨骨折常见于上肢伸展位跌倒（FOOSH）后，占所有腕骨骨折的四分之三。常见于男性。重要的是不要漏诊舟骨骨折，如果未治疗，将会出现严重的潜在并发症。

临床表现

- 所有临床体征的诊断提示作用均较差
- 手腕疼痛和肿胀，有时活动范围受限
- 握拳和伸腕时明显的压痛
- ASB（解剖鼻烟窝）压痛和肿胀，其边界是
  - 近端 = 桡骨茎突
  - 后 / 内侧 = 拇长伸肌
  - 前 / 外侧 = 拇短伸肌和拇长展肌
  - 远端 = 拇指掌骨中点

- 其他临床症状
  - 拇指轴向压迫引起的鼻烟窝部位疼痛
  - 舟骨结节压痛
  - 腕关节尺侧偏斜时鼻烟窝部位疼痛
  - 拇指与示指挟持时鼻烟窝部位疼痛
  - 拇指活动范围缩小
- 评估受累手的神经血管状况。

辅助检查
- 舟骨 X 线片（正位片、侧位片和两个斜位片）
  - 舟骨骨折，最常见于腰部（图 6.6）
  - 近极骨折较少见，容易发生缺血性骨坏死
  - 韧带损伤和移位（腕骨间距扩大）
  - 需要排除腕关节脱位（见下文）
  - 如果未发现骨折，则在 2 周后复查 X 线片。如果为临床骨折（见下文），则继续治疗
- 疑似隐匿性骨折或移位复杂骨折的需行 CT 或 MRI 检查。

治疗
- 非手术治疗
  - 夹板固定（如 Colles 骨折或舟骨骨折支具）
  - 有时需要固定长达 12 周的时间
  - 疑似舟骨骨折需要夹板或类似物固定，并在受伤后 2 周内复查，以便进一步评估和分析
- 手术治疗
  - 适用于近极骨折、不稳定、移位、成角或伴随腕关节脱位
  - 采用切开复位和加压螺钉固定
  - 延迟或不愈合的需骨移植和内固定
  - 据报道，经皮固定治疗未移位或轻微移位的骨折，尽管术后 1 年的效果与切开手术的治疗效果相当，但患者恢复工作和运动所需时间较短，且骨折不愈合率较低。

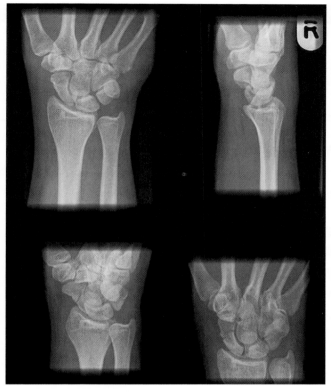

图 6.6　右舟骨腰部骨折（舟骨 X 线片）

并发症

- 腕关节僵硬和疼痛
- 神经血管和软组织损伤
    - 经舟骨月骨周围脱位
- 缺血性骨坏死（30%）
    - 血供从远极到近极
    - 近极骨折
    - 继发性骨性关节炎和腕关节塌陷
- 骨折不愈合：继发性骨性关节炎和腕关节塌陷。

> 💡 **重要提示**
>
> **舟骨骨折**
>
> 临床中舟骨骨折仍然是骨科医生的一个诊断难题，活跃患者漏诊后有不愈合风险和需要在给予年轻和活跃患者不必要的固定之间取得良好的平衡。现有的临床检查的敏感性和特异性较差，X线片检查存在局限性。很多人主张早期行高级成像（如CT或MRI），有些人则支持使用临床预测规则来识别应接受此类成像的高危患者。舟骨骨折漏诊，从而导致骨折不愈合，最终可能导致患者诉讼医生。

腕关节脱位和骨折脱位

腕关节脱位确实存在且不应漏诊；最常见的是月骨或其周围脱位，或骨折脱位。其严重性是通过 Mayfield 分类来衡量的。

临床表现

* 经常发生在高能量摔倒，手伸展位着地时
* 手腕疼痛、肿胀和畸形，可合并
  * 活动范围非常有限
* 评估神经血管状况至关重要
  * 常见的是正中神经损伤。

辅助检查

* 腕部正位和侧位 X 线片检查至关重要
  * 必要时拍舟骨位片
  * 注意腕骨相关骨折
* 必要时进一步检查，但不应延迟尽早复位的时间。

治疗

* 立即复位和固定
  * 复位后重新评估神经血管状态（正中神经）
* 确切固定，例如使用克氏针固定 + 韧带修复 + 腕骨固定（如舟骨螺钉固定）。

并发症

- 严重持续疼痛和僵硬
- 月骨坏死和骨性关节炎
- 神经血管损伤

Bennett 骨折

Bennett 骨折 - 半脱位 / 脱位是指拇指掌骨基底关节内骨折，第一掌骨骨折端向近端和桡侧移位。

临床表现

- 拇指根部疼痛和肿胀
- 拇指腕掌关节的活动范围减小，常常出现不稳定
- 评估受累拇指的神经血管状况。

辅助检查

- 拇指 X 线片（正位、侧位和斜位）
  - 骨折和不稳定（图 6.7）
  - 如果未见骨折，在 2 周时复查 X 线片（舟骨位片排除骨折）。

治疗

- 非手术治疗
  - 在麻醉下闭合复位
  - 固定（如 Bennett 夹板）。
- 手术治疗
  - 适用于骨折不稳定或位置不良
  - 切开复位和螺钉或经皮钢针固定。

并发症

- 畸形愈合
- 疼痛和僵硬
  - 如果腕掌关节的损伤严重，则存在远期继发性骨性关节炎的风险。

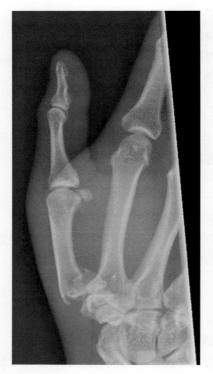

图 6.7　Bennett 骨折 - 右侧第一掌指关节半脱位

拇指副韧带损伤（猎场看守员拇指，Gamekeeper's thumb）

现在更常见的是滑雪者拇指（Skier's thumb），即拇指尺侧副韧带（UCL）断裂。此韧带起于拇指掌骨头，止于近节指骨基底。如果韧带完全断裂，一些患者可能会出现 Stener 损伤。这是拇收肌腱膜嵌插在止点和韧带断裂游离边缘之间，伴或不伴骨折。因为尺侧副韧带对强有力抓握至关重要，完全性韧带断裂未经治疗的话，其功能会很差。

临床症状

- 常见于摔倒（外展力）后伸展位拇指着地
- 拇指疼痛、肿胀和瘀青
  - 尤其是尺侧
- 活动范围受限
- 拇指腕掌关节尺侧有压痛
- 评估两侧副韧带：局部麻醉下有助于检查，与对侧比较。

辅助检查

- 正位和侧位，及拇指的桡侧应力位 X 线片
  - 排除相关撕脱骨折，如近端指骨基底骨折。

治疗

- 非手术治疗
  - 部分撕裂患者可以用拇指石膏或支具固定
- 手术治疗
  - 适用于尺侧副韧带完全断裂和（或）合并骨折。

掌骨骨折

 概述

掌骨骨折占手部骨折的30% ~ 50%，可分为：

1. 拇指掌骨头、干和基底骨折
2. 手指掌骨头、颈、干和基底骨折

临床评估需要评估其畸形和是否有开放性损伤。绝大多数骨折可非手术治疗。

第五掌骨骨折占所有损伤的 60%。导致骨折的损伤机制多样，从摔倒引起的轴向负荷对手的直接背部打击（拳击手骨折）。骨折后手的相关畸形包括短缩、成角和旋转移位，以及软组织损伤和肿胀。示指和中指的畸形相对环指和小指更难被接受。

临床表现

- 手掌疼痛和肿胀
- 如果骨折移位可表现为畸形
  - 手背的关节或突起扁平
  - 剪刀状手指（旋转畸形）
- 第五指关节上的咬痕
  - "打斗咬伤"，通常是人之间打斗或击伤后，容易导致需氧菌和（或）厌氧菌感染。

辅助检查

- 手部 X 线片（正位、侧位和斜位）
  - 骨折和移位（图 6.8）。

治疗

- 非手术治疗
  - 大多数掌骨骨折是闭合性损伤，必要时进行闭合复位，固

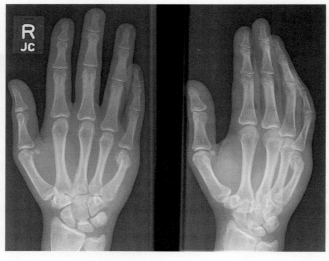

图 6.8　第五掌骨颈部骨折（拳击手骨折）

　　定可满足治疗需求
- 固定（例如捆扎相邻指，必要时使用石膏）
- 手术治疗
  - 手术指征：手指移位或畸形明显（罕见）
  - 关节开放伤（"打斗咬伤"），必须进行探查和冲洗
  - 经皮克氏针固定
  - 对于不稳定、开放伤、多发骨折或不能闭合复位的骨折，考虑使用切开复位内固定。

并发症
- 术后感染
- 僵硬和疼痛
  - 骨性关节炎
- 骨折不愈合
- 骨折畸形愈合
  - 旋转畸形导致手部功能障碍

🔆 重要提示

掌骨骨折

创伤后（包括手术）手部肿胀和僵硬可导致纤维化固定和挛缩，从而导致患者严重残疾。在所有前臂、手腕和手部受伤的处理中，抬高和早期运动是关键，以减少肿胀和防止僵硬。在用夹板固定手腕和手时，必须在"安全位置"进行，以避免发生挛缩。爱丁堡（Edinburgh）位置是掌指关节弯曲90°，近节和远节指间关节完全伸直。

指骨骨折
指骨骨折和（或）指间关节脱位通常是由直接外伤引起的，例如撞击或扭转。远端指骨粉碎性骨折较常见，多为开放性骨折，治疗效果通常满意。

临床表现
- 疼痛、肿胀和畸形

- 旋转或成角畸形
- 软组织评估
  - 指屈肌腱和指伸肌腱
- 神经血管评估
- 注意有无开放性损伤。

辅助检查
- 手部正位，单个手指的侧位和斜位 X 线片
  - 评估骨折的移位程度和稳定性。

治疗
- 非手术治疗
  - 闭合复位，复位后拍片复查并检查神经血管状态
  - 夹板固定，例如邻指捆扎
  - 远端指骨开放性骨折需要引流出甲下血肿，给予抗生素和（或）破伤风抗毒素
- 手术治疗
  - 适用于移位 / 不稳定骨折以及合并临床畸形的骨折
  - 主流方法是闭合复位克氏针固定
  - 很少需要开放复位。

✎ **操作**

掌骨和指间神经阻滞

知情同意
- 疼痛
- 感染（罕见）
- 神经血管损伤（罕见）
- 复位失败或再移位

手术步骤

在所有与终末动脉相关的肢体阻滞中，必须确保所用麻醉剂不含肾上腺素。手指神经阻滞是在受累手指两侧掌骨间隙的软组织区域内完成。注射器针头由背侧向掌侧穿刺，针尖贴近指骨向中线方向。注射前回抽以确保注射液没有进入血管。在退出过程中逐渐注射，以均匀和广泛地浸润掌骨周围组织。在受累手指的近端指骨两侧，按照相同的原则进行阻滞。

锤状指

锤状指通常是因直接打击主动背伸手指造成的，例如板球撞击手指末端。这会导致远端指骨过度弯曲，并导致指伸肌腱断裂。远端指骨底部也可能发生撕脱，当指伸肌腱中央束破裂时，会出现纽扣样畸形。

临床表现
- 受累手指远节指间关节、远节手指压痛和肿胀
- 远节指间关节处的弹性屈曲畸形（可被动但不能主动伸直）。

辅助检查
- 手正位、侧位和斜位 X 线片
  - 排除其他骨折。

治疗
- 非手术治疗
  - 在过度伸直位，远节指间关节夹板固定（锤状指夹板）
- 手术治疗
  - 内固定手术（钢丝捆绑固定）适用于存在明显移位的骨折和（或）关节半脱位
  - 融合手术适用于支具固定后长期存在严重畸形者。

 重要提示

锤状指

当指伸肌腱中央束断裂时，会出现纽扣样畸形。锤状拇指是由拇伸肌腱断裂引起的，原因多种多样，例如直接外伤、桡骨远端骨折后和类风湿关节炎。慢性病例可能需要进行游离肌腱的移植（如示指伸肌腱）。

腕管综合征

腕管综合征是最常见的压迫性神经病变。它是由正中神经在腕管屈肌支持带（腕横韧带）下方进入手部时因压迫和随后的缺血引起的（图 6.9）。中年妇女（8∶1）最常受到影响。风险因素包括：

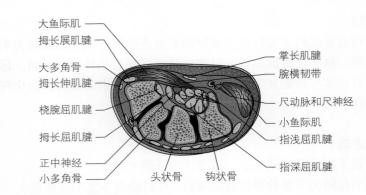

图 6.9 腕管的横断面解剖

- 液体潴留：怀孕和联合口服避孕药
- 骨骼肌肉系统疾病：类风湿关节炎或骨性关节炎
- 内分泌问题：糖尿病、肥胖、甲状腺功能减退、黏液水肿、肢端肥大症和充血性心力衰竭
- 创伤：桡骨远端或腕骨骨折、脱位，如月骨
- 职业（存在争议）。

临床表现
- 正中神经分布区的感觉减退（拇指、示指、中指和环指桡侧半）
  - 夜间更明显
  - 经常摇晃手部以减轻症状（"挥手征"）
  - 可向前臂放射
  - 腕管综合征的疼痛感是一种复杂现象，继发于感觉异常
  - 手掌外侧部分无症状，因为靠近屈肌支持带正中神经发出掌浅支并分布于手掌外侧
- 鱼际肌萎缩（晚期病例）
  - 拇短展肌无力
- Phalen 试验（手腕过度弯曲 2 分钟会重现症状）
- Tinel 试验（在手腕前横纹的神经区域敲击）不太敏感。

辅助检查

部分医生提倡行神经传导检测，常提示正中神经部分受损。

治疗

- 非手术治疗
  - 夜间夹板固定（过腕夹板）
  - 皮质类固醇封闭（诊断性治疗）
- 手术治疗
  - 屈肌支持带切开腕管减压。

并发症

- 术后
  - 瘢痕疼痛
  - 瘢痕敏感
  - 感染
  - 神经血管损伤（罕见）。

 重要提示

腕管综合征

手部感觉异常常被误认为是疼痛，但疼痛并不是腕管综合征的典型症状。诊断需结合临床症状和体征，以及神经传导检查。神经传导检查可以排除近端和远端的其他神经疾病，特别是临床表现非特异时。

操作

腕管封闭

知情同意

- 感染风险（罕见）
- 神经血管损伤风险（罕见）
- 治疗无效风险

手术步骤

触及舟骨和鱼状骨的远端，其连线的中点即进针点，从掌心到背侧垂直进针。仔细感觉针穿过掌筋膜，然后感觉腕横韧带的阻力。一旦阻力消失，立即停止前进，并将注射液注入位于正中神经表面的腕管。如果出现剧烈疼痛或出现正中神经分布区症状，拔出针头，不能注射。

✎ 操作

腕管减压术

知情同意

- 感染风险
- 握力降低的风险
- 瘢痕疼痛风险（手腕背屈时疼痛）
- 症状无缓解的风险
- 神经血管损伤风险（包括掌部皮肤感觉支）

手术步骤

该手术可以在局部麻醉或全身麻醉下进行。上臂使用止血带，如果是局部麻醉则不充气。在中指和环指之间的延长线上做一纵向切口，从手腕的折痕处向远处延伸。切口不应超过从拇指掌指关节横行假想线（卡普兰线），这可以避免进入桡动脉与掌动脉弓连接的危险区域。锐性切开手掌皮下脂肪层。自动牵开器辅助显露，解剖暴露腕横韧带。

在韧带远侧小心地切开，直到韧带下可通过一个McDonald剥离器来保护正中神经。在McDonald剥离器近端和远端进行操作，在McDonald剥离器上切开韧带。应注意避免正中神经（近端）的掌皮支和远端血管弓。确保腕管完全松解后，用尼龙缝合线间断缝合。

掌腱膜挛缩症

👁 概述

掌腱膜挛缩症是在1831年由一位巴黎外科医生首次描述，是一种渐进的、无痛的手掌和指筋膜纤维增厚。遗传因素是引发该病的主要原因。无痛性畸形是其常见的表现。治疗取决于该病所致残疾的严重程度。

掌腱膜挛缩症的临床表现是一种手部挛缩，通常开始于环指和小指的底部，导致皮肤皱缩和拴系，受影响的手指固定弯曲畸形。常见于 40～60 岁男性（10∶1）。风险因素包括：

- 家族史（常染色体显性遗传）
- 酗酒和肝病
- 吸烟
- 癫痫 / 抗癫痫药物如苯妥英钠治疗
- 内分泌疾病，如糖尿病、甲状腺功能减退

- AIDS/HIV
- 创伤 / 术后。

临床表现
- 双侧对称
- 无明显疼痛
- 手掌皱褶、结节状增厚
- 环指和小指的掌指关节和近节指间关节挛缩
- Hueston 桌面试验阳性，即不能将手平放在桌子上并打开
- 相关体征
  - Garrod 关节垫：近节指间关节背侧皮肤增厚
  - Ledderhose 病：足底筋膜增厚
  - Peyronie 病：阴茎纤维瘤病导致阴茎弯曲。

治疗
- 非手术治疗
  - 无效
  - 胶原蛋白酶治疗（疗效有争议）
- 手术治疗
  - 适用于存在功能障碍的畸形
  - 筋膜切开术、筋膜切除术或真皮层切除及皮肤移植术
  - 术后夹板固定和理疗
  - 严重时考虑截指。

并发症
- 复发常见
- 术后并发症
  - 感染
  - 神经血管损伤
  - 水肿和血肿引起的肿胀

- 僵硬和疼痛
  - CRPS
  - 功能丧失。

桡骨茎突狭窄性腱鞘炎

桡骨茎突狭窄性腱鞘炎是在 1895 年由瑞士外科医生 Fritz de Quervain 首次描述，是一种拇长展肌和拇短展肌腱鞘（第一伸肌间室）的炎症和狭窄。炎症和疼痛通常继发于反复运动。它也与炎症性关节炎有关，常见于中年妇女（30~50 岁）。潜在的危险因素包括怀孕、反复微创伤和炎症性关节病。

临床表现

- 手腕和拇指在用力时疼痛，但活动范围一般正常
- 发炎部位疼痛，肌腱穿过桡骨茎突和伸肌支持带之间区域
  - 有时会感觉到捻发音
- Finkelstein 试验诱发疼痛
  - 拇指屈曲并横跨手掌
  - 其余四指握拳包绕
  - 然后手腕向尺侧偏斜。

辅助检查

拇指 X 线片可排除骨骼病变，例如腕掌关节骨性关节炎。

治疗

- 非手术治疗
  - 限制活动和夹板制动
  - 镇痛药物，如非甾体抗炎药
  - 皮质类固醇封闭治疗
- 手术治疗
  - 背侧腕管第一间室肌腱鞘的松解减压。

并发症
- 手术后
  - 桡神经皮支麻痹 / 损伤
- 桡腕关节不稳
- 复发。

扳机指

扳机指可发生于拇指和其他手指，好发于 40 ~ 60 岁的女性。它是由腱鞘炎和随后的纤维化增厚引起的，导致肌腱与腱鞘大小不匹配。这种狭窄导致活动受限，最终导致屈肌肌腱被卡在滑车内。通常出现在环指或中指的第一个滑车部位。危险因素包括糖尿病、类风湿关节炎、淀粉样变和痛风。

临床表现
- 手指绞锁在屈曲位置的病史
  - 手指绞锁在屈曲位
  - 被动伸直手指时手指固定于屈曲位患者可用力自行手指解锁
- 拇指和其他手指可出现屈肌腱结节。

治疗
- 非手术治疗
  - 理疗
  - 类固醇封闭
- 手术治疗
  - 适用于难治性病例
  - 腱鞘松解、切除部分腱鞘滑车。

骨盆、髋和膝

骨盆和髋臼骨折

> **◎ 概述**
>
> 骨盆环或髋臼骨折通常发生在高能量损伤后（如道路交通事故），而老年人常见于简单的低能量跌倒（耻骨支骨折）。所有骨折，特别是复杂的不稳定骨折，可引发大量失血。骨盆骨折移位可导致泌尿生殖系统损伤。

临床表现

- 骨盆区域疼痛和瘀青
- 侧腹、肛周和会阴区肿胀、瘀青和出血
- 经直肠检查可发现高位前列腺
- 评估远端神经功能至关重要
  - 尤其是评估坐骨神经和臀上／下神经。

辅助检查

- 骨盆 X 线片（正位、入口位、出口位和斜位片）
  - Young–Burgess 分型（侧方压缩、AP 压缩、垂直剪切、混合型）
  - Tile 分型
- 骨盆 CT
  - 通常可明确分型
  - 可进行泌尿生殖系统评估。

治疗

- 高级创伤生命支持评估和复苏
- 使用骨盆带固定骨盆，或者外固定架进行骨盆固定（防止再出血，从而有助于控制出血），目前此种方法较少使用
  - 必要时需介入栓塞来控制出血
- 手术
  - 针对不同患者和骨折类型进行个体化固定

- 通常用于不稳定的骨盆骨折和移位的髋臼骨折。

并发症
- 持续疼痛、僵硬和不稳定
- 骨不连和骨性关节炎（髋臼骨折）
  - 可能需要进行全髋关节置换术
- 泌尿生殖道和直肠损伤伴功能障碍
- 神经血管损伤
  - 坐骨神经和神经根。

髋关节脱位
髋关节脱位通常表现为股骨头受到撞击后发生向后移位，同时髋关节弯曲和内收，例如膝部直接撞击在仪表板上。

临床表现
- 髋关节疼痛、肿胀，活动范围受限
- 畸形通常明显
  - 皮肤正常皱褶消失
  - 后脱位：髋关节屈曲、内收、短缩和内旋
  - 前脱位：髋关节屈曲、外展和外旋
- 复位前后评估患肢的神经血管状态非常重要
  - 尤其是评估坐骨神经。

辅助检查
- 髋关节、股骨和膝关节 X 线片（正侧位）
  - 脱位位置（Thompson-Epstein 分型）
  - 合并损伤，如髋臼骨折、股骨头骨折（Pipkin 分型）、股骨干骨折和膝关节后交叉韧带损伤
- 复位后行骨盆 CT 检查
  - 现在是评估髋关节复位状况和检查有无伴随骨折的常规检查。

治疗

- 非手术治疗（无骨折）
  - 全麻下急诊手法复位；复位后务必行 X 线及 CT 检查
  - 制动（休息）
  - 理疗
- 手术治疗
  - 适用于骨折脱位，例如髋臼移位骨折或股骨头、颈部骨折。

并发症

- 复发
- 股骨头缺血性坏死
  - 继发性骨性关节炎
- 神经血管损伤
  - 坐骨神经。

股骨近端骨折

> 👁 概述
>
> 股骨颈骨折通常是由髋部的直接暴力引起的，最常见于老年人（主要是绝经后骨质疏松症妇女）轻微创伤（如跌倒）后，少部分发生于年轻患者严重创伤（如交通事故）后。手术治疗以固定或关节置换为主。骨折后12个月内死亡率约为30%。

股骨颈骨折是一种常见的老年骨质疏松性骨折。股骨头的血供特点使其容易发生缺血性坏死。股骨颈部发生移位性囊内骨折时，主要血管（旋股内侧动脉支持带分支和髓腔血管）严重受损，最终导致股骨头缺血性坏死（AVN）和股骨头塌陷。髋关节囊外骨折不干扰股骨头的血供，通常发生在大转子和小转子之间，即转子间骨折。较少见的是股骨转子下骨折。

临床表现

- 外伤史

- 髋关节疼痛，几乎或根本不可能负重或活动
- 骨折移位导致患肢外旋和短缩。

辅助检查
- 髋部和骨盆 X 线片（正侧位）（图 6.10）
  - Shenton 线（实际上是一条抛物线）沿着闭孔的上缘和股骨颈的下缘延伸；该线的改变将有助于识别出任何可能的髋部骨折和脱位
  - 髋部骨折的 Garden 分型如图 6.11 所示。

治疗
- ATLS 评估和复苏；评估诱发事件（如心肌梗死、卒中、感染）
- 如果手术存在禁忌（由于死亡率较高，手术禁忌非常罕见），予以镇痛、休息和胸部理疗
- 手术（图 6.12）
  - 关节囊内骨折：半髋关节置换术（图 6.13）、全髋关节置换或固定术（年轻患者）
  - 关节囊外股骨转子间骨折：动力髋螺钉
  - 关节囊外股骨转子下骨折：髓内钉。

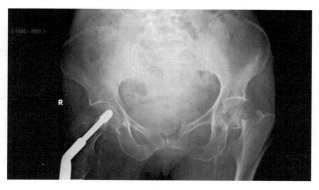

图 6.10　左股骨颈囊内骨折。右侧用动力髋螺钉（dynamic hip screw, DHS）治疗陈旧性囊外骨折

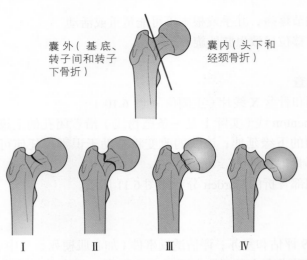

图 6.11　Garden 分型：Ⅰ型，嵌顿的不完全骨折；Ⅱ型，无移位的完全骨折；Ⅲ型，部分移位的完全骨折；Ⅳ型，完全移位的完全骨折。骨折离头部越近，支持带血管就越容易破裂，导致股骨头缺血坏死。骨折移位可增加并发症和缺血性坏死的风险

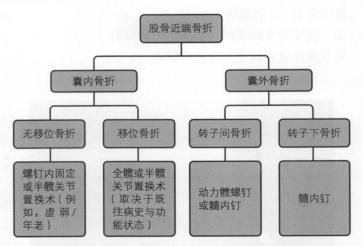

图 6.12　股骨近端骨折的手术选择。年轻患者移位的囊内骨折可以早期复位，用空心螺钉或类似物内固定 (Adapted from Figure 43.1 in Datta PK, Bulstrode CJK, Wallace WFM. MRCS Part A: 500 SBAs and EMQs. 1st edition. JP Medical Publishers; 2012.)

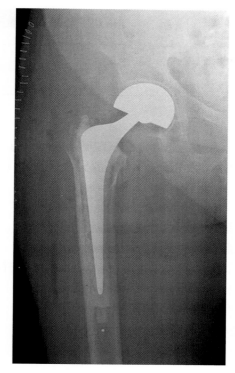

图 6.13　右侧双极骨水泥半髋关节置换术

并发症

- 围术期（见第 4 章）
  - DVT/PE、肺炎、肾衰竭、心肌梗死和卒中
- 半髋关节置换术后并发症（见本章髋和膝关节置换部分）
- 死亡（1 个月 10%，3 个月 20%，1 年 30%）
- 骨不连和畸形愈合导致继发性骨关节炎
- 股骨头缺血性坏死
  - 关节囊内移位性骨折的年轻人发生坏死的风险增加。

> **重要提示**
>
> **股骨近端骨折**
>
> 半髋人工关节置换的假体可以是单极或双极的，也可以是骨水泥或是非骨水泥的。在签手术同意书时，向患者及其家属介绍可能发生的并发症是很重要的。具体包括感染、血栓栓塞、神经血管损伤、脱位和假体失效/松动。

股骨干骨折

股骨干骨折发生在老年患者低能量跌倒时或年轻患者高能量损伤（如道路交通事故）后。股骨干骨折的失血量较多。

临床表现

- 大腿区域疼痛、畸形和挫伤
- 评估受伤大腿的软组织
- 如有可能的话，需评估膝关节韧带（可在术中进行）
- 其他骨骼损伤
- 神经血管评估
  - 坐骨神经和外周循环。

辅助检查

- 股骨正侧位片
  - 要包括髋关节和膝关节。

治疗

- 复苏和临时骨折夹板固定，如托马斯支架 + 牵引
- 手术（通常为髓内钉）
  - 顺行（最常见，梨状肌或大转子入路）和逆行
  - 用于股骨远端或假体周围骨折的切开复位内固定或微创钢板
  - 评估膝关节韧带稳定性和术中旋转很重要。

并发症

- 术后
  - 感染

- 异位骨化
- 神经血管损伤
- 脱位或旋转不良
- 延迟愈合、畸形愈合和不愈合
- 脂肪栓塞
- 疼痛和僵硬。

膝关节韧带损伤

👁 概述

膝关节韧带损伤可发生在膝关节扭伤或膝关节内侧或外侧直接撞击之后。由于交叉韧带血供丰富,因此交叉韧带损伤后容易出现不稳定感和快速产生渗出液(血肿)。韧带损伤分类的最重要的依据是韧带止点周围是否有压痛,韧带松弛度是否增加,以及是否有一个确切的断端。诊断通常需结合临床体格检查,行膝关节X线片和MRI以排除骨折。对一些人来说,非手术治疗结合理疗即可,而对于持续不稳定和高水平的运动员来说,需要韧带重建治疗。

膝关节韧带损伤的评估和处理详见表 6.3。

💡 重要提示

膝关节韧带损伤

在损伤后的急性期,怀疑膝关节韧带损伤的患者进行体格检查通常很困难。休养一段时间后重新检查患者是有益处的,这样可以使渗出消退。当怀疑韧带松弛时,谨记要将其与相关的交叉韧带损伤进行比较。孤立的副韧带松弛最好在膝关节屈曲10° ~ 20° 时进行评估。膝关节某一韧带损伤通常与膝关节的其他韧带损伤相关,即多发韧带损伤,并伴有半月板损伤。

膝关节半月板损伤

👁 概述

膝关节半月板是负重纤维软骨的结构,其损伤包括急性(正常半月板,扭伤引起的损伤,运动损伤常见)和慢性损伤(异常半月板,轻微创伤后的损伤,老年人常见)。其诊断需结合临床表现与MRI检查。

表6.3　膝关节韧带损伤的病因、表现及处理

非手术治疗的并发症是复发性不稳定和继发性骨性关节炎。手术并发症
　包括疼痛和僵硬、髌骨损伤、感染、残余症状、复发性不稳定和继发
　性骨性关节炎。

病因	临床表现及辅助检查	治疗
前交叉韧带		
男性更常见 发病率每年1/3000 运动损伤常见 外翻扭转，过伸，足固定至地面，屈膝 合并韧带(MCL)和半月板(外侧比内侧更常见)损伤	外伤史 关节肿胀与疼痛 活动度减少 前抽屉试验/拉赫曼试验、轴移试验阳性 MRI+/-关节镜检查	休息，镇痛 理疗 韧带重建 半月板撕裂修复术
后交叉韧带		
不常见(占膝关节韧带损伤5%~20%) 常见于道路交通伤后(屈膝，胫骨被动后移) 其他韧带损伤很常见	急性期易漏诊 外伤史 外伤后不能负重，打软腿 膝关节后抽屉试验阳性 MRI+/-关节镜检查	休息，镇痛 理疗 韧带重建(少见)
内侧副韧带		
最常见 合并前交叉韧带或内侧半月板损伤 外侧受力常见(外翻应力)	外伤史 关节肿胀少见 压痛 外翻试验阳性(1~3级) MRI检查证实	休息，镇痛 理疗 必要时膝关节制动 不稳定或慢性损伤需手术
外侧副韧带		
不常见 内侧应力伤常见(内翻应力) 合并前交叉韧带和后交叉韧带损伤 合并股二头肌腱、阔筋膜和腓总神经损伤	膝关节不稳定不常见 外侧副韧带损伤时不易发现 内翻试验阳性(1~3级) MRI检查证实	休息，镇痛 理疗 必要时膝关节制动 很少需要手术治疗

膝关节半月板损伤可发生在剧烈运动中，如体育运动，但也可能发生在退行性膝关节病。男性更容易受损。内侧半月板比外侧半月板更容易受损，因为其与关节囊紧密相连从而活动性降低。然而，由于胫骨外侧平台的凸出形状，外侧半月板更容易因退行性改变而损伤。半月板撕裂有 6 种类型：

- 径纵向撕裂
- 桶柄状撕裂
- 皮瓣撕裂
- 水平撕裂（常见于退化半月板）
- 垂直撕裂
- 退化。

撕裂的位置因血管供应不同而愈合的能力具有差异性；如撕裂位于半月板的周围，因血管供应良好而修复的机会就越大。

临床表现
- 关节间隙疼痛和压痛
- 膝关节绞锁
  - 不能被动或主动地完全伸展
- 肿胀（渗出）
- McMurray 或 Apley 试验：阳性率高达 70%
- 下蹲试验阳性
- 可能存在相关韧带损伤。

辅助检查
MRI 和关节镜检查可明确诊断。

治疗
- 非手术治疗
  - 休息、镇痛和理疗

- 手术治疗
    - 适用于有症状者 / 膝关节绞锁
    - 关节镜手术，包括修复或部分半月板切除术。

并发症
- 术后
    - 感染（＜1%）
    - 症状残留 / 症状复发
- 骨性关节炎，尤其是大部分半月板切除术。

> 💡 **重要提示**
>
> **膝关节半月板损伤**
>
> 膝关节半月板损伤通常表现为缓慢的渗出和间断膝关节绞锁，损伤侧关节间隙有压痛。在急性期，患者可能仍能够继续他们正在进行的活动，例如踢足球，症状多出现在几个小时后。

髌骨骨折

髌骨骨折更常见于男性，最常见于 20～50 岁之间。股四头肌对抗阻力的快速收缩可导致撕脱或横断骨折。直接创伤也可能继发于跌倒或更高能量的损伤，例如交通伤碰撞于仪表板上。袖状髌骨骨折可发生于儿童。

临床表现
- 膝前区疼痛、肿胀和挫伤
    - 髌骨区明显空虚
- 活动受限
    - 评估直腿抬高能力是非常重要的
- 评估皮肤是否有开放性损伤
- 评估高能量损伤中是否合并股骨或髋部损伤
- 神经血管评估。

辅助检查
- 膝关节正侧位 X 线片
  - 在侧片上评估关节不对称。

治疗
- 非手术治疗
  - 伸膝装置正常的无移位骨折（患者可以直腿抬高）
  - 膝关节伸直位固定
  - 可使用具有膝关节固定作用的简单支具
- 手术治疗
  - 适用于移位骨折和伸膝装置损伤
  - 张力带固定、螺钉和（或）钢丝固定等切开复位内固定都是可选方法
  - 极少情况下，对于不可修复骨折可采用髌骨（部分）切除术。

并发症
- 术后
  - 感染
  - 内固定失败
- 疼痛和僵硬
  - 膝前区痛最常见
- 骨折不愈合
- 骨坏死（罕见）
  - 髌骨上极骨碎片
- 髌股间室骨性关节炎。

 重要提示

髌骨骨折

膝关节正位片上的一个正常变异是先天性的双髌骨或三髌骨。这可能被误认为是骨折，但其通常发生在双侧。

伸膝装置损伤

伸膝装置损伤（不包括髌骨骨折）是由于髌腱（髌韧带）或股四头肌/腱断裂所致。髌骨骨折也有类似的表现。常见于屈膝状态下摔倒后。

临床表现

- 膝关节疼痛、肿胀、压痛和受伤处凹陷
- 完全断裂时，通常无法直腿抬高。

辅助检查

- 膝关节 X 线片（正侧位）
  - 高位髌骨（提示髌腱断裂）或低位髌骨（提示股四头肌撕裂）。

治疗

- 非手术治疗
  - 适合于伸膝装置完整（患者可以直腿抬高）
  - 膝关节伸直位固定
- 手术治疗
  - 伸膝装置受损（患者无法直腿抬高）
  - 修复断裂肌腱和（或）撕脱伤（例如从胫骨结节区撕脱）。

髌骨脱位

髌骨脱位发生于运动员侧向跨越时，股四头肌内侧支持带和髌股内侧韧带断裂。也可常见于少女，她们可能会出现反复脱位，可能是自发的，或是继发于很小的创伤。有几种解剖变异易导致复发性脱位（15%～20% 发生于髌骨脱位后）：韧带松弛、外上髁变平（滑车发育不良）、膝外翻、股前倾、胫骨外旋和高位小髌骨。

临床表现

- 疼痛、肿胀和活动范围缩小
  - 膝部畸形，髌骨常出现侧向移位

- 伤后自发复位很常见
  - 患者膝关节肿胀、疼痛，但髌骨位置正常
- 急性脱位复位后，髌骨恐惧试验阳性。

辅助检查
- 膝关节正侧位 X 线片
  - 排除骨软骨骨折
- MRI 检查
  - 适合于年轻患者

治疗
- 急诊在镇痛 / 镇静的情况下，通过向内推压和伸直膝关节复位髌骨脱位
  - 复位后复查 X 线片
- 制动和休息，并进行理疗以加强股四头肌肌力
- 骨软骨缺损患者和难治 / 复发患者需手术治疗。

💡 **重要提示**

髌骨脱位

对于患者和医生来说，用"膝关节脱位"这个词来描述髌骨脱位是很常见的。准确区分髌骨脱位和膝关节脱位很重要。膝关节脱位是一种严重的高能量损伤，导致膝关节多韧带断裂，常导致下肢急性神经血管损伤。在复发性髌骨不稳的情况下，侧位片可用于评估髌骨高度，如Insall-Salvati比值，而下肢的全长片可用于评估增加的Q角（从髂前上棘到髌骨中心的连线和从髌骨中心到胫骨结节的连线之间的夹角）。

胫骨平台骨折
这种损伤通常是由于直接暴力所致，即股骨髁撞击胫骨平台。胫骨髁的任何一侧（外侧比内侧更常见）或两侧同时损伤通常是由对应的股骨髁的撞击引起的。

临床表现
- 膝关节疼痛、肿胀（血肿）和畸形（外翻或内翻）
- 相关韧带损伤可能在体格检查中出现阳性体征

辅助检查
- 膝关节正侧位 X 线片可显示骨折的程度
  - Schatzker 分型（ 1 ~ 6 型）
- 术前计划通常需要行 CT 检查。

治疗
- 取决于移位程度和骨折严重程度
- 非手术治疗
  - 适合于无移位骨折或有手术禁忌证时
  - 膝关节支具 +/- 石膏
- 手术治疗
  - 切开复位内固定，必要时植骨。

并发症
- 术后
  - 急性骨筋膜室综合征
  - 神经血管损伤
  - 感染
  - 复位丢失
- 疼痛和僵硬
- 骨性关节炎
  - 部分患者需行膝关节置换术。

胫骨干骨折
胫骨干骨折通常是由直接或间接损伤引起的。开放性骨折通常合并腓骨骨折。

临床表现

- 小腿疼痛、肿胀和畸形
- 评估是否有骨筋膜室综合征（见第 4 章）
- 神经血管评估
- 皮肤评估。

辅助检查

- 小腿正侧位 X 线片
  - 必须包括膝关节和踝关节。

治疗

- 绝大多数病例需手术治疗，除非完全无移位（罕见）或患者存在手术禁忌证
  - 常用胫骨髓内钉
  - 外固定架
  - 钢板固定主要用于稳定性骨折和 Pilon 骨折。

并发症

- 感染
- 软组织和神经血管损伤
- 骨筋膜室综合征
- 延迟愈合和不愈合
  - 开放性骨折发生率高。

髋膝关节置换术

👁 概述

关节置换术，意思是"关节成形"，是指切除或替换身体中某一特定关节的一部分或全部，如髋关节或膝关节。有许多不同类型的关节成形术（切除、单关节置换、表面置换、半关节置换、全关节置换）。全髋关节置换（图6.14）和全膝关节置换（图6.15）最常见。

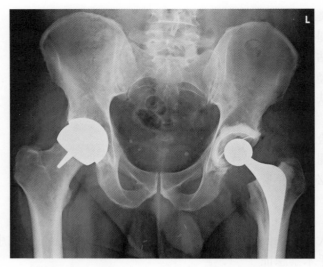

图 6.14 骨盆正位 X 线片显示左全髋关节置换术和右髋表面置换术

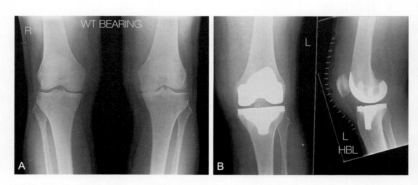

图 6.15 （a）双膝站立 X 线片显示内侧间室性关节炎伴左膝内翻畸形。（b）骨水泥膝关节置换术后左膝的正侧位 X 线片

髋或膝关节置换手术最常见的适应证是骨性关节炎（见第 5 章）。骨性关节炎可分为原发性（即特发性）或继发性（如创伤后）。其他常见适应证包括：

- 骨折
  - 高活动需求患者股骨近端囊内骨折

- 类风湿关节炎
- 儿童髋关节疾病的晚期并发症，如先天性髋关节发育不良、儿童股骨头缺血性坏死、股骨头骨骺滑脱
- 股骨头缺血性坏死（见第 4 章）。

需关节置换手术的症状和体征包括休息疼痛、夜间疼痛和功能障碍，止痛及其他保守措施无效，如改变生活方式（如减肥）、物理疗法和助行器。重要的是这些表现与 X 线片检查一致。骨性关节炎的典型特征是：
- 关节间隙变窄
- 软骨下硬化和囊肿
- 骨赘形成

髋关节置换术

在 65 岁以上的人群中，多达四分之一的人患有髋关节炎。全髋关节置换术是骨科乃至整个外科手术中最成功的手术之一，满意率为 90%～95%，有良好的长期效果报道。一系列界面技术可供使用，包括骨水泥和非骨水泥：
- 金属对聚乙烯（成熟）
- 陶瓷对聚乙烯
- 陶瓷对陶瓷
- 金属对金属（注意有金属离子水平升高、假性肿瘤、早期失效）。

髋关节炎的典型表现是：
- 腹股沟疼痛，从大腿前部放射到膝关节
- 与活动相关的疼痛
- 髋关节僵硬（见第 2 章）
  - 内旋受限
  - 双下肢不等长
  - 固定位置的屈曲畸形
  - 避痛步态或跛行步态。

可有髋关节外侧疼痛，更常见的是大转子外侧疼痛。脊柱源性疾病可导致髋关节和腿部疼痛，在多因素共存的情况下区分导致患者症状的主要因素很重要。在这种情况下，髋关节注射步行试验是一种有用的诊断工具。在透视引导下，向关节内注射利多卡因和（或）类固醇。

入路

- 外侧 /Hardinge 入路
  - 肌间入路劈开臀中肌（并分离臀小肌）和股外侧肌
  - 潜在危险的结构：臀上神经临近切口近端；股神经临近牵开器
- 后侧入路
  - 肌间入路劈开臀大肌，分离梨状肌和短外旋肌
  - 潜在危险的结构：此入路容易导致坐骨神经损伤；切口近端损伤臀上动脉和神经；牵开器临近股神经。

并发症

- 神经血管损伤（<1%）
  - 坐骨神经（后入路）
  - 臀上神经（外侧入路）
  - 股血管
- 术中骨折（<1%）
- 失血
  - 输血风险（低）
- 持续疼痛和（或）僵硬（<5%）
- 双下肢不等长 >1 cm（2%~5%）
- 感染（<1%~2%）
  - 常见的微生物有凝固酶阴性葡萄球菌（表皮葡萄球菌）和凝固酶阳性葡萄球菌（金黄色葡萄球菌）
  - 危险因素与自然关节感染相似（见下文），但重要的是考虑早期伤口并发症的病史

- 可能发生早期假体松动，如果此种情况发生，需行翻修手术移除植入物
- 治疗方法包括应用抗生素到切除性关节置换（例如，感染人工髋关节的 Girdlestone 手术）
- 可进行一次（清创、移除植入物、发送微生物学样本、重新植入假体）或两次（延迟第二次手术时再次植入假体）翻修
- 预防是最佳方法：通过专用的选择性骨科病房、无菌和精确的手术技术、正压气流手术室和围术期应用抗生素
- 无菌性松动和磨损（2%～5%）
- 髋关节脱位（1%～2%）
- 假体周围骨折（图 6.16）
- 异位骨化（HO）
- 常见医疗并发症（见第 4 章）
  - 感染，如呼吸道和泌尿系感染
  - 心肌梗死
  - 深静脉血栓（2%～4%）或肺栓塞（＜1%）（预防深静脉血栓是非常重要的）
- 死亡（＜1%）。

⚙ 操作

人工髋关节脱位复位

知情同意

- 假体周围骨折的风险
- 神经血管损伤风险
- 复位失败风险，可能需切开复位
- 再脱位风险

步骤

给药镇静后，患者被置于仰卧位。髋关节可能会在入路方向脱位，例如后入路即发生后脱位。对于常见后脱位的复位方法，髋和膝关节应弯曲至 90°，并对股骨施加纵向牵引，而助手则通过双手手掌按压髂前上棘提供反牵引。联合内旋和外旋使假体球头从髋臼后方分离，随后复位。对于不太常见的前脱位，纵向牵引、20° 外展和轻微内旋通常可成功复位。不容易复位时，借助牵引器的牵引下引导帮助复位。在将下肢放入临时抗脱位支撑物（如膝关节伸展夹板）之前，应评估髋关节的稳定性（在标准弧线内移动，并在可能不稳定时注意）。随后理疗师应进行有脱位风险体位的患者教育

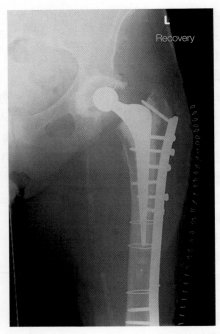

图 6.16　骨水泥全髋关节置换术后假体周围骨折，采用切开复位，钢板和环扎钢丝内固定

膝关节置换术

膝关节置换术后的满意率（图 6.15）低于髋关节置换术，为 80%～85%，但有良好的长期效果报道。膝关节置换手术的主要目的包括通过恢复下肢力线、平衡膝关节和恢复正常的髌股关节轨迹来缓解疼痛。年轻患者中孤立的内侧或外侧间室骨性关节炎及活动度良好者，采用胫骨高位截骨术可避免或延迟膝关节置换。这是为了重新调整关节力学，使负荷主要通过未受影响的一侧膝关节间隙。另外，对于单纯内侧间室关节炎，且膝关节稳定性良好、交叉韧带和副韧带完整（前交叉韧带必须），以及内翻或固定屈曲畸形（＜10°～15°）很小的年轻患者，可选择单间室膝关节置换术。

膝关节炎患者常存在：

- 局部膝关节疼痛
- 活动范围减少，可能存在固定屈曲畸形
- 合并冠状位畸形
  - 继发于内侧间室骨关节炎的内翻畸形
- 髌股关节骨擦音
- 膝关节 X 线片
  - 需要评估所有 3 个间室（内侧、外侧和髌股），同时也需要评估整个力线。

并发症

- 神经血管损伤
- 术中骨折
- 持续疼痛和（或）僵硬
  - 膝关节置换比髋关节置换更常见
- 感染（＜1%～2%）
  - 处置和髋关节置换类似，但是切除性关节置换不可行，在难治病例时可以考虑截肢
- 感染性松动和磨损
- 假体周围骨折
- 常见医疗并发症
  - 感染，例如上呼吸道感染或泌尿系统感染
  - 心肌梗死、深静脉血栓、肺栓塞
- 死亡（＜1%）。

💡 重要提示

膝和髋关节置换

在与患者签手术同意书时，不管是大手术还是小手术，都需要向患者提及所有严重的并发症，包括死亡，和其他任何发生率＞1%的并发症。需要向患者解释清楚髋关节注射步行试验是诊断性的试验而不是治疗，患者应该在注射之后记录自己的疼痛缓解程度。尽管膝关节内注射类固醇激素可以控制症状（尤其是伴有渗出者），但有效性会随时间推移逐渐消失。

足和踝

踝关节韧带损伤

踝关节外侧韧带损伤最常见，其特点是损伤时由于距骨移位而导致距腓前韧带和跟腓前韧带损伤。患者可在行走或跑步时因踝关节和足的简单扭伤（通常是移位的）而出现踝关节韧带损伤。

临床表现
- 踝关节疼痛、肿胀和压痛
  - 症状可能与骨折相似
- 外侧压痛和肿胀更常见。

辅助检查
- 踝关节的正侧位片
  - 渥太华踝关节原则见第 3 章。

治疗
- 非手术治疗
  - 休息 (rest)、冰敷 (ice)、加压 (compression) 和抬高 (elevation) (RICE)、止痛和必要时制动
- 手术
  - 反复的不稳定（罕见）
  - 很少需要韧带重建 +/- 关节镜检查。

踝关节和足部骨折

见表 6.4.

 重要提示

踝关节和足部骨折

渥太华踝关节原则提供了关于何时对足踝进行X线检查的指导原则，但每当怀疑有骨骼损伤时，就需要进行X线检查。双踝骨折、三踝骨折和移位性骨折（如距骨移位）表明不稳定的踝关节损伤可能需要行切开复位内固定术。临床上每次都需要评估有无腓骨近端骨折（提示不稳定的损伤，例如Maisonneuve 损伤）或第五跖骨基底骨折。

表6.4　踝关节和足部骨折的分类亚型、症状和治疗

治疗方法应始终根据患者的合并症和功能需求进行调整

亚型	介绍	治疗（并发症）
踝	间接损伤，例如踝关节内翻 合并内侧韧带/骨损伤和距骨移位 骨折脱位确实发生 评估开放性损伤和神经血管状态	（术后，例如感染/去除内固定，疼痛和僵硬，创伤后骨关节炎）
Weber A	联合韧带下的水平腓骨撕脱性骨折	石膏固定/支具固定
Weber B	韧带联合处的腓骨螺旋状骨折，可能是韧带损伤（图6.17）	骨折稳定，石膏/支具固定；骨折移位和（或）不稳定，考虑切开复位内固定
Weber C	韧带联合之上骨折，确定韧带损伤	切开复位内固定手术
距骨	非常罕见并且由强迫背屈引起 高能量损伤，例如道路交通事故、从高处坠落 低能量创伤，例如导致撕脱的踝关节扭伤 X线片，通常还需要CT	切开复位内固定手术用于移位或不稳定 （术后感染，距骨缺血坏死，骨关节炎）
跟骨	足跟外伤，双侧常见 高能量损伤，例如从高处坠落 合并脊柱、骨盆和胫骨平台损伤 X线片，通常还需要CT	抬高并固定，不负重 显著移位或者不稳定时考虑切开复位内固定手术 （术后，例如感染、畸形、骨关节炎、急性骨筋膜室综合征、畸形愈合）
跖骨*	第五跖骨最常见 内翻损伤：由于腓骨短肌的作用引起的撕脱 其他扭伤或直接受伤骨折	用石膏/支具固定 切开复位内固定手术用于显著位移/多处骨折（罕见） （疼痛，不愈合）

* 第二跖骨的应力性骨折通常称为"行军骨折"。通常是由施加在骨骼上的重复低强度负荷造成的。有时需要进一步行影像检查，并且延迟愈合并不罕见

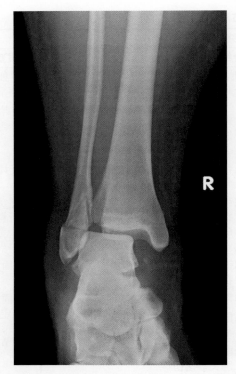

图 6.17　右踝的前后位 X 线片显示不稳定的 Weber B 骨折，踝内侧关节间隙增宽

跟腱断裂

可能发生跟腱部分或完全破裂，并且经常与运动相关。

临床表现

- 踝关节后部突发疼痛，无法负重（部分或全部）
  - 可能有足踝被动运动
- Simmonds 试验 / 小腿挤压试验用于确认是否断裂（见第 2 章）。

辅助检查

- 踝关节正位和侧位 X 线片
  - 适用于怀疑骨折时
- USS
  - 确诊
  - 排除腓肠肌肌肉撕裂（中小腿疼痛通常较为显著）。

治疗

- 非手术治疗
  - 使用不过膝关节的马蹄足石膏固定或其他类似的支具固定
  - 常规连续使用 10 周石膏固定，然后足跟抬高
- 手术治疗
  - 适用于反复性损伤
  - 有证据表明与非手术治疗相比，手术治疗并没有明显整体益处
  - 有人主张运动员应手术治疗。

并发症

- 术后
  - 感染、伤口裂开和血管神经损伤
- 再次断裂。

踝关节炎

踝关节炎很少单独发生，常继发于踝关节创伤，例如踝关节骨折或胫骨 Pilon 骨折。

临床表现

- 踝关节的进行性疼痛、肿胀和僵硬
  - 活动范围减少
- 可能出现相关畸形
- 以前的伤口瘢痕，比如踝关节切开复位内固定术后

辅助检查
- 受累踝关节的正位和侧位 X 线片
- 如果担心有缺血坏死，行 MRI 检查

治疗
- 非手术治疗
  - 镇痛
  - 调整鞋以更适合患者目前状态
- 手术治疗
  - 融合：适用于需求较高的患者及存在畸形时
  - 置换：适用年龄较大的低需求患者及畸形轻微。

足底筋膜炎

足底筋膜炎是足底筋膜的自限性炎症，常见于中年肥胖女性。与 Reiter 病（反应性关节炎）有关。可双侧出现症状。

临床表现
- 足跟疼痛，早上更严重（休息后）
  - 向下放射
- 跟骨足底筋膜起点压痛（前内侧面）
- 跟腱紧缩导致踝关节背伸范围缩小。

临床表现
- 放射学检查
  - 很少有阳性显示，但可能显示脚跟骨刺。

治疗
- 非手术治疗
  - 镇痛，鞋垫，拉伸理疗和夜间固定
  - 局部皮质类固醇 / 麻醉剂注射
  - 冲击波治疗

- 手术治疗
  - 松解。

跗外翻

跗外翻的特征是跗趾严重的外侧偏移和旋转，跖骨内侧偏移（跖骨内翻）。疼痛和畸形是常见的特征。X线片可以确诊。非手术治疗措施是主要治疗方法，手术适用于治疗这些措施难以控制的疼痛。

虽然本病主要是基因决定（例如宽前足和第一跖骨内翻），但长期穿紧身鞋的人或有相关疾病的人会疼痛更甚，例如类风湿关节炎、脑瘫、韧带松弛和扁平足。内侧跗囊炎（跖骨头和滑囊肥大）很常见。最常出现在 50 ~ 70 岁的女性。

临床表现
- 跗趾疼痛、压痛、肿胀和畸形
  - 鞋可刺激和引起跗囊炎
  - 重要的是确定畸形是固定的还是可活动的
  - 跖骨痛（足底跖骨头疼痛）
- 双侧畸形
- 小趾畸形
  - 第二脚趾撞击
  - 评估硬节与不正常的穿鞋模式
- 评估后足和中足病变
  - 扁平足（见第 2 章）
- 神经血管状态。

辅助检查
- 足部正位及侧位 X 线片
  - 评估畸形的严重程度（跖骨间夹角和趾骨间夹角）

治疗

- 非手术治疗
  - 改良鞋，包括矫形器（塑形鞋垫）
- 手术治疗
  - 适用于症状明显（疼痛）而且不美观者
  - 软组织松解与第一跖骨和近节趾骨截骨术联合，例如 Scarf-Akin 术（常见）
  - 严重病例可能需要 Lapidus 手术 / 融合。

并发症

- 术后
  - 感染和神经血管损伤
- 复发
- 缺血坏死
- 骨关节炎
- 转移性跖骨痛。

踇趾僵硬

踇趾僵硬是影响跖趾关节的关节炎。可能与创伤史及微损伤史有关，但一定要考虑到其他原因，例如痛风和炎性关节病。

临床表现

- 踇趾跖趾关节的进行性疼痛、肿胀和僵硬
  - 足趾离地时疼痛加剧
- 踇趾跖趾关节的运动减少
  - 特别是继发于背侧骨赘形成引起的背屈。

辅助检查

- 足的正位、侧位和斜位 X 线片。

治疗

- 非手术治疗
  - 镇痛
  - 改良鞋，包括足部矫形器（硬底，深鞋舌）
- 手术治疗
  - 背侧切除术治疗单独病变
  - Keller 术（近端跖骨基部的切除）适用于低运动需求的老年患者
- 跖趾关节融合
- 跖趾关节置换（有争议）。

Morton 神经瘤

Morton 神经瘤是一种压迫性神经病变，当趾间神经在跖骨头之间通过时出现纤维化。它常见于女性（9 : 1）。紧身鞋的反复微创伤会加剧症状。

临床表现

- 最常见的是影响第二和第三趾间神经
- 受累区域疼痛和感觉异常
- 有时可以在跖骨头之间触诊到神经瘤
- Mulder 试验
  - 挤压跖骨头（疼痛→跖骨痛），但如果在受累区域听到咔哒声，则测试结果为阳性。

辅助检查

- 足正位、侧位和斜位 X 线片
  - 排除潜在的结构 / 骨骼异常
- USS +/- 注射
  - 可以确认诊断但有赖于操作者。

治疗
- 非手术治疗
  - 主要治疗手段
  - 鞋改良（宽鞋）和矫形器
  - 类固醇注射（短期效果）
- 手术治疗
  - 松解和切除神经瘤
  - 患者残留指间麻木。

并发症
- 术后
  - 感染，神经瘤和疼痛性瘢痕。

跗骨融合
先天性异常导致跗骨融合，以跟舟关节（8～12岁，最常见）和距跟骨（12～15岁）最常受累。

临床表现
- 许多人没有症状
- 活动会加剧疼痛
  - 腓肠肌痉挛会引起小腿疼痛
- 畸形（见第 2 章）
  - 评估站姿
  - 平足（正常内侧弓丧失）
  - 后足外翻（同时检查踮脚姿势）
  - 前脚外展（多趾征）
- 起锚机试验（见第 2 章）
  - 踮脚姿势没有形成内侧足弓 = 刚性扁平足。

辅助检查
- 足与踝关节的正位、侧位和斜位 X 线片

- 跟骨 Harris 位
- CT 或 MRI
  - 确认融合程度和任何相关的融合。

治疗

- 非手术治疗
  - 有症状的先使用矫形器
- 手术治疗
  - 切除融合部分，用脂肪组织或肌肉组织填充
  - 在严重的情况下，行距下关节 / 三关节固定术（距下、距骨、跟骰关节）。

 重要提示

跗骨融合

平足（扁平足）可以是固定的（结构异常）或可变的畸形。可通过站立侧位X线片确诊。平足的其他原因包括胫骨后肌腱功能障碍、后足和跗骨的骨关节炎，以及血清阴性和炎症性的关节病。高弓足定义为高内侧弓，并且通常与后足内翻相关。通常与神经系统疾病相关，例如Charcot-Marie-Tooth病，并且需要完整的神经学评估。可以用Coleman阻滞试验来确定畸形是柔性还是刚性的。

头部、颈部和脊柱

头部损伤

 概述

头部损伤在急诊是非常常见的。在大多数医院，如果此类患者需要入院，这些患者将由普外科或骨科的医生首诊。所有患者都应进行神经学观察，当神经症状或体征持续存在或进展时，可考虑头部CT检查。

这些患者常酗酒和受到攻击，但重要的是要记住酒精中毒不是意识水平恶化的充分理由。格拉斯哥昏迷评分（GCS）对这些患者的评估和分类至关重要（图 6.18 ）。

Glasgow昏迷评分			
	计分		计分
睁眼反应（E）		**言语反应（V）**	
自动睁眼	4	回答准确	5
呼唤睁眼	3	回答有错误	4
刺痛睁眼	2	答非所问	3
不睁眼	1	只能发声	2
		不能言语	1
运动反应（M）			
按吩咐动作	6		
刺痛能定位	5		
刺痛时躲避	4		
刺痛时肢体屈曲	3		
刺痛时肢体伸直	2		
不运动	1		
Glasgow评分=E+M+V			
（GCS最小=3，最大=15，昏迷≤8）			

图 6.18　格拉斯哥昏迷评分

临床表现

病史关键部分是：

- 受伤方式，例如使用的武器，钝伤或穿透伤
- 神经系统症状，例如严重的头痛，持续的恶心和呕吐，癫痫发作，遗忘和意识丧失
- 合并症，例如酒精过量和以前的头部受伤
- 目前正在使用的药物，特别是抗凝药物，例如华法林。

体格检查：

- 气道畅通检查，呼吸系统检查，循环系统检查
- 活动不能：一般检查和神经系统观察（格拉斯哥昏迷评分和瞳孔）

- 暴露：检查全身所有部位的创伤迹象
- 神经系统检查，以排除局灶性神经病和颅骨骨折，例如基底颅骨骨折合并耳后瘀斑或熊猫眼（眶周瘀斑）、脑脊液（CSF）泄漏（如鼻血排出的"双轨征"）和抑郁症
- 全面检查。

辅助检查
- 酒精测试和血糖水平
- 有指征时，做血液测试（例如血钠和葡萄糖水平）和心电图
- 影像学检查
  - 请查阅指南
  - 头颅 X 线片和（或）头颅 CT
    - 现在很少使用头颅 X 线片
    - 根据临床症状必要时做 CT 检查（参见当地和国家指南）
  - 线性颅骨穹窿骨折使颅内出血的风险增加近 400 倍。

治疗（参见当地指南）
- 最初应遵循高级创伤生命支持指南，特别重视气道、呼吸系统和循环系统，并在怀疑颈部受伤时要查明颈椎情况
  - 确保足够的脑灌注，并在脑压升高时进行降压（正常张力液体静脉输入和甘露醇，二氧化碳分压正常或者偏低）
  - 插管和鼻胃管放置
    - 基底颅骨骨折时选择口胃管
- 收治入院指征
  - GCS 评分 < 15 或上下浮动
  - 神经症状阳性，即持续存在神经系统症状（头痛，恶心 / 呕吐、遗忘、易怒），癫痫发作或局灶性神经病学检查的患者
  - 异常成像
  - 无人照看或是没有陪同者
  - 颅内出血风险，例如服用华法林患者
- 定时神经系统观察

- 神经症状持续存在或恶化的患者应考虑进行 CT 扫描
- 药物
  - 镇痛
  - 控制出血并完全闭合开放性伤口
  - 避免镇静药物，例如戒酒用的地西泮
  - 开放性损伤应考虑破伤风抗毒素和预防性抗生素
- 考虑转诊到神经外科
  - 影像学上的颅内病变（弥漫性脑损伤，硬膜外 / 硬膜下 / 脑内血肿）
  - 病情进一步恶化或 GCS 评分较低
  - 神经症状进展。

💡 重要提示

头部外伤

所有头部受伤患者必须按照ATLS指南进行评估。临床上可能无法明确这些患者的颈椎状况，并且应尽可能按照标准进行提前预防。在评估颅脑损伤患者时，务必检查血糖水平，特别是有酒精过量史的患者。低血糖水平可能是低GCS遗漏的可逆原因，必须排除或治疗所有患者。

脊柱骨折

👁 概述

脊柱骨折

所有可能的脊柱损伤急性处理是气道-颈椎固定，然后是呼吸、循环和参用滚筒法行全面检查和直肠检查（ATLS 指南）。颈椎骨折的存在增加了脊柱其他部位骨折的风险。绝大多数骨折可采取制动非手术治疗。对于存在神经症状、严重移位和不稳定者，建议手术减压和固定。要注意区分神经源性休克（低血压、心动过缓）和脊髓休克（低于损伤水平的短暂性无反射，伴有球海绵体肌反射的丧失）。

与脊柱创伤相关的不完全脊髓损伤可分为以下几类：
- 脊髓前索综合征（屈曲 / 旋转损伤）表现为截瘫（下肢比上肢症状重），伴有温度和痛觉消失

- 中央脊髓综合征（例如脊髓空洞症）表现为上肢和下肢运动丧失（上肢比下肢症状重），骶区正常
- Brown-Sequard 综合征是脊髓半切伴同侧运动功能（瘫痪）和本体感觉丧失，以及对侧痛温觉消失
- 脊髓后索综合征（过度伸展性损伤）主要表现为共济失调和本体感觉丧失
- 有关特定脊柱骨折的症状检查和治疗，请参见表 6.5。

> **重要提示**
>
> **脊柱骨折**
>
> 当评估脊柱骨折病例或者可能由肿瘤或严重感染等重大疾病导致的腰痛时，可以使用脊柱平片。但脊柱平片在诊断感染或恶性肿瘤时作用有限，因为骨质破坏超过50%时才能被检测到。检查脊柱软组织，持续性或进行性下肢神经病变或疑似恶性肿瘤，MRI是金标准。CT是评估脊柱创伤的有力工具，用于评估骨骼解剖结构，以及MRI禁忌时的其他脊柱病变。

颈部疼痛

颈部疼痛常见于老年人，但对年轻人的影响并没有腰痛那么大。通常没有显著的脊柱病理学改变，但在罕见的颈髓压迫情况下可能导致灾难性的四肢瘫痪。

病因

- 机械性颈部疼痛
- 急性颈部扭伤，即过度屈伸
- 炎症，例如类风湿关节炎
- 脊髓型颈椎病，例如退行性颈椎病
- 骨矿物质疾病，例如骨质疏松症
- 颈椎间盘突出症伴神经根病
- 转移瘤
- 牵涉痛，比如来自隔肌。

表6.5 脊柱骨折的亚型、症状和治疗

部分专家推荐使用类固醇作为急性脊柱外伤治疗的辅助治疗

亚型	症状、检查和治疗
颈椎	损伤类型：挤压，爆裂，楔形骨折，小关节脱位 由于直接或间接的创伤；过度屈曲、伸展或旋转 局部压痛，手臂放射痛，相应的头部损伤 神经学评估，例如肌肉组织、皮区；C3-C5保持膈肌活动 放射学检查（前后位X线片/齿突，侧位，C1-C7和T1；必要时拍游泳者位片）。根据需要行CT或MRI检查
C1	寰椎（Jefferson）爆裂骨折，头顶的直接撞击
C2	1、2或3型齿突骨折；Hangman后部骨折（C2/3椎体前移）
C5-C6	骨折和（或）半脱位的常见位置 对于移位或不稳定治疗可以从限制活动到固定；也可以融合
胸椎	损伤类型：挤压，爆裂，楔形骨折，T11-L1胸腰椎脱位 由直接或间接创伤导致；过度弯曲、伸展或旋转 病理性骨病，例如骨质疏松症 局部压痛，截瘫伴不稳定或移位，且伴有头部损伤 完整的神经学评估，例如肌肉组织 局部放射学检查（前后位、侧位）。根据需要行CT/MRI检查 制动治疗；对于不稳定、神经病学或病理性骨折则行固定术
腰椎	损伤类型：压缩骨折或横突骨折 病理性骨病，例如骨质疏松症 局部压痛，如果移位（见脊髓压迫），则为马尾神经综合征 详细神经症状评估，如肌肉痉挛、皮节、鞍区麻木，直肠检查 放射学检查（前后位，侧位）。根据需要行CT/MRI检查 制动治疗；对于不稳定、神经病学或病理性骨折则行固定术

临床症状

- 急性不对称性颈部活动度减少
- 创伤史或长期保持不适姿势
- 评估直接脊柱压痛
- 颈部疼痛可能会辐射到
  - 头部：颞骨、枕骨或面部
  - 上肢：肩胛骨、肩膀或上臂

- 神经根痛和神经系统症状
  - C6 压迫常见
  - C7 或 C8 压迫较少见。

辅助检查
- 如背痛的检查。

治疗
- 大多数情况下采取非手术治疗
- 手术（减压 +/- 脊柱融合术）
  - 适用于有严重神经系统症状者，例如进行性脊髓型颈椎病或持续性根性疼痛 / 虚弱。

腰背痛

 概述

腰背痛是一个经常被用于描述症状群的术语。在评估此类患者时，必须排除进行性神经病变和一些危险信号征象。当怀疑有恶性病理情况时，需要进行血液和MRI检查。

据报道，大约 30% 的英国家庭有一名或多名成年人正在忍受疼痛，其中 25% 的家庭有两名成年人腰背疼痛。背部疼痛是工作缺勤的重要原因，单治疗背部疼痛和坐骨神经痛的费用就约为123 亿英镑 / 年。

病因
- 见图 6.19。

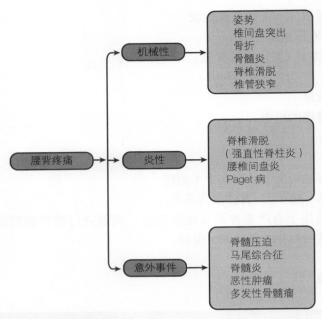

图 6.19 腰背疼痛原因分类

临床表现

- 机械性和炎症性腰背疼痛的表现有些类似。重要的区别因素如下
  - 发病年龄
    - ＜50 岁：机械性姿势疼痛、椎间盘突出症和脊椎病
    - ＞50 岁：退行性疾病、骨质疏松症和恶性肿瘤
  - 发病率和疼痛最显著的时间
  - 单侧或双侧背部和腿部疼痛
  - 晨僵的出现和运动的影响
  - 记住危险信号征象（第 2 章）
    - 神经症状和体征
    - 膀胱、肠道或性功能障碍。

辅助检查

- 血液检查包括
  - 炎症性背痛或感染患者的 CRP/ESR 升高
  - 多发性骨髓瘤、Paget 病等骨病筛查
  - 前列腺特异性抗原阳性，提示有前列腺疾病
- X 线片：椎间隙狭窄和关节炎
- MRI：适用于神经功能损伤和恶性肿瘤
- CT 和骨扫描：椎体滑脱，部分骨肿瘤例如骨样骨瘤，以及 MRI 禁忌的情况。

治疗

- 大多数人非手术治疗
  - 大约 90% 的人在发病后 6 周内消退
  - 镇痛药，例如非甾体类抗炎药
  - 绝对卧床休息，取决于病因情况
  - 理疗
- 手术治疗
  - 神经根源性
  - 一些人提倡骶骨或小关节注射
  - 脊柱减压 +/- 融合。

椎间盘突出症

因为髓核向后外侧突出纤维环，易压迫 L4-L5 和 L5-S1 部位，所以椎间盘突出会导致神经根受压。据报道椎间盘突出症影响了 2%～5% 的人口，相关危险因素包括：30～50 岁的男性、长途驾驶、重体力劳动、吸烟和社会经济匮乏。

临床症状

- 背痛、放射性腿痛和坐骨神经痛
- 运动 / 感觉症状和神经根分布区受到刺激的迹象
  - 受影响神经根的感觉减退、无力和无反射

- 高位椎间盘突出可能会影响股神经
- 加剧因素包括坐位、咳嗽和打喷嚏
- 直腿抬高试验可能对神经根刺激呈阳性。

辅助检查
- MRI。

治疗
- 非手术治疗
  - 一开始要休息（避免长时间休息）、镇痛和理疗
  - 一些人提倡神经根类固醇注射
- 手术治疗
  - 微创切除术（内镜、微创），开放性椎间盘切除术。

💡 **重要提示**

椎间盘突出症

保守措施如镇痛和理疗将会使70%～90%的患者在发病后3个月内出现症状消退或症状改善。可能会复发，关于这一点，需要向患者说明。

脊髓压迫
急性脊髓压迫是一种紧急情况，可能与多种原因有关：
- 肿瘤（局部或转移性）
  - 98%的脊柱肿瘤是转移灶
- 脓肿，如硬膜外脓肿、肺结核、冷脓肿
- 外伤
- 椎间盘突出（中央型）。

临床表现
- 评估危险体征
- 双侧渐进性腿 +/- 背痛很常见
- 神经根受压疼痛

- 压迫水平以下的感觉减退
- 上、下运动神经元的体征取决于受压截面
  - 上运动神经元：肌张力增加 / 痉挛，反射亢进，肌肉痉挛和虚弱，失用性萎缩，Hoffman 征阳性，阵挛和巴氏征阳性
  - 下运动神经元：肌张力降低 / 松弛，低反射，肌束震颤，运动无力和严重萎缩，感觉丧失和巴氏征阴性
- 括约肌功能障碍
- 马尾综合征表示腰椎（LI 和腰椎中央椎间盘下方）神经根受压，导致特征性下运动神经元症状
  - 排尿功能障碍，主要特征是延迟、急迫、无痛滞留和最终溢出性尿失禁
  - 由于肛门括约肌功能障碍导致的大便失禁
  - 与步态障碍相关的运动无力加剧
  - 鞍区（肛周）麻醉。

辅助检查

- 血液检查
  - 全血细胞计数，尿常规，肝功能
  - 炎症标志物
  - 前列腺特异性抗原（如有提示）
  - TFTs
- 如果没有禁忌证，腰椎穿刺
- 胸部和脊柱 X 线片
  - 椎体塌陷或破坏
- CT 和骨扫描 +/- 活组织检查
- 脊柱 MRI。

治疗

治疗取决于病变的原因和位置。常见的治疗选择有：

- 镇痛
- 高剂量静脉注射皮质类固醇，例如地塞米松 8 ~ 16 mg

- 双膦酸盐
- 紧急减压或切除并行固定手术
- 恶性疾病的化疗或放疗。

> 💡 **重要提示**
>
> **脊髓压迫**
>
> 马尾综合征占所有腰椎间盘突出症的2%～6%，常见于20～45岁的男性，继发于L4-L5水平的巨大椎间盘中央突出。单侧体征和疼痛消失并不排除诊断，并且对疑似病例应紧急行MRI检查。确诊的病例需要紧急减压。

椎体滑脱

> 👁 **概述**
>
> 椎体滑脱是一个椎体相对下一个椎体的向前平移（滑动）。它可能与某些脊柱重复性过度伸展的运动有关。评估相关的神经症状以及滑脱是否进展很重要。严重滑脱需要减压和融合。

腰椎滑脱的常见原因之一是椎体峡部缺损（骨化缺损），L4-L5和L5-S1水平常见。缺损但无滑动更常见，称为椎体峡部裂。常发生在白种人、男性、儿童和运动员（体操运动员）中，并且与其他脊柱病变（脊柱侧凸、脊柱后凸）有关。

临床表现
- 站立和运动时慢性背痛
- 加剧因素是脊柱过伸
- 运动和锻炼有时受到限制
- 坐骨神经痛和神经根病很常见。

辅助检查
- X 线片
  - "苏格兰狗"征
- CT 和（或）MRI（图 6.20）

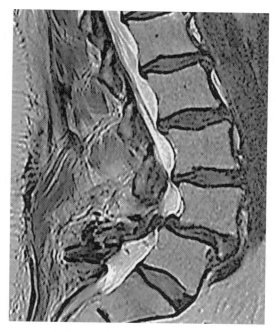

图 6.20　L4-L5 MRI 矢状面滑脱

- Wiltse 分型
  - 先天性、峡部性（椎体峡部损伤）、退行性、创伤性、病理性和手术导致
- Myerding 分型（滑脱严重程度）
  - 1 型 ≤25%，2 型 =25%～50%，3 型 =51%～75%，4 型 =76%～100%，5 型 ≥100%（脊椎滑脱）。

治疗
- 非手术治疗
  - 休息（避免长时间休息）、镇痛和理疗
- 手术治疗
  - 减压和脊柱融合适用于严重滑脱。

椎管狭窄

椎管狭窄最常见的原因是 50 ~ 70 岁之间的退行性变化（小关节肥大/囊肿、黄韧带肥厚）。它常与椎间盘突出、炎症（例如强直性脊柱炎）、恶性肿瘤或先天性狭窄（例如软骨发育不全）无关。狭窄的椎孔和神经孔可导致神经受压和缺血，引起下面描述的典型症状。

临床表现

- 加剧因素是运动和脊柱伸展，例如站立或行走，导致可以放射到臀部和腿部的腰痛（脊柱性或神经性跛行）
  - 屈曲脊柱和休息可缓解
- 神经根压迫导致神经系统症状
- 马尾受累很少见。

辅助检查

- CT 或 MRI 确诊
  - 评估椎管前后径或横截面积
- 谨记需排除血管原因（外周血管疾病）。

治疗

- 非手术治疗
  - 生活方式改变（减肥）、镇痛和理疗
- 手术治疗
  - 约 1/3 的患者需要手术
  - 减压 +/- 融合。

 重要提示

椎管狭窄

诊断的关键是区分脊髓性跛行与血管性跛行的症状和体征。两者都会导致运动疼痛；然而，血管性跛行会在休息的情况下缓解，脊髓性跛行需要脊柱屈曲（即向前倾）来缓解。脊髓性跛行患者的远端脉搏通常是正常的，除非它们伴有外周血管疾病。

脊柱侧凸

脊柱侧凸是胸腰椎的 3D 冠状位侧凸，伴椎骨和肋骨的旋转畸形。
脊柱侧凸可分为：

- 姿势性：脊柱外病变继发引起轻度脊柱侧凸，常见于儿童并伴有骨盆倾斜，向前屈曲时侧凸消失
- 结构性：脊柱内的固定畸形，不随姿势而变化。

脊柱侧凸的原因：

- 先天性或婴儿期：不正常行为导致非典型脊柱发育，例如半椎骨和骨病性侧凸
- 特发性：病因不明，例如青少年特发性脊柱侧凸
- 神经性：神经肌肉异常导致脊柱上的受力不均匀，例如脑瘫
- 继发性：罕见的特发性原因导致脊柱的继发性弯曲，例如腿长差异和髋部畸形
- 退行性疾病：通常见于老年人的腰椎。

青少年特发性脊柱侧凸

青少年特发性脊柱侧凸常见于青春期前，并在生长结束时停止。通常以胸腰椎的侧向弯曲（＞10°）为特征，椎骨和肋骨（向右凸起）的旋转畸形导致脊柱屈曲时突出隆起。向右突出最常见，在生长较快的女孩更常见。
已知风险因素包括：女孩、过度生长、曲线和生长的发生速率，以及曲线类型（胸部 ＞ 腰部，双重 ＞ 单一）和程度。

临床表现

- 不全是青春期女孩
- 脊柱曲线通常首先由父母注意到
- 一肩高于另一肩
- 胸部扩张减少
- 神经系统检查
  - 腹部反射。

辅助检查

- X 线片（后前位和站立侧位全脊柱 X 线片，图 6.21）
  - 右侧突出最常见
  - Cobb 角是主弯的最大角度（＞10° 可诊断）
  - Lenke 或 King 分型
  - Risser 分期：评估闭合髂骨骺的骨骺生长板，以及评估骨骼成熟度
- MRI。

治疗

取决于侧凸大小和患者的年龄 / 成熟度，如是否继续进展，因为

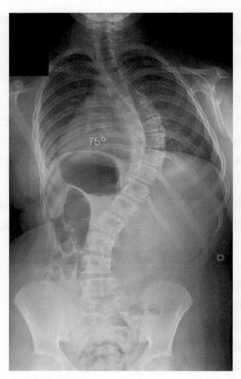

图 6.21　青少年特发性脊柱侧凸，右侧胸椎弯曲 75°

骨骼成熟后大多数侧凸不会再进展。治疗包括：

- 非手术治疗
  - X 线随访观察（侧凸角＜25°）
  - 25°～40° 内侧凸支具固定以限制进展
- 手术治疗
  - 适用于进展的侧凸（＞40°～45°）和躯干不平衡者
  - 前路和（或）后路（最常见）脊柱融合
  - 术中连续脊髓监测。

> 💡 **重要提示**
>
> **脊柱侧凸**
>
> MRI 可能是术前计划所必需的，但也可排除相关的脊柱内病变，例如脊髓空洞或脊髓栓系。

骨和关节感染

> 👁 **概述**
>
> 本节介绍儿童和成人骨和关节感染的治疗。骨和关节感染的诊断需包括临床评估、血液学检测（含炎症标记物）、影像学检查和微生物学结果。虽然炎症标记物是有用的，但不是特异性的，并且红细胞沉降率在急性期可以是正常的。平片通常仅用于检测显著和慢性骨质破坏或假体松动。超声可以帮助确认儿童关节和软组织的病变，也可用于确认提示骨髓炎的骨膜反应，并可进行引导式抽吸或活组织检查。MRI 被许多人视为诊断骨和关节感染的金标准。必要时进行病因控制，并延长抗生素治疗的时间。手术通常用于脓肿引流和慢性感染。

感染性关节炎

当关节存在细菌感染时发生脓毒性关节炎。这是一种外科急症。未经治疗的脓毒性关节炎可迅速（数小时内）发展成为危及生命的败血症，并且由于释放蛋白质溶解酶素可以降解骨、软骨和软组织，进而导致关节破坏。发病率为（2～10）/10 万，但感染性关节炎在关节置换术后和类风湿关节炎等并存关节疾病患者中更为常见。下肢关节受累最常见，髋关节（最常见于婴儿）和膝关节（最常见于儿童和成人）是最常见的发病部位。然而，任何关节，有时不止一个关节都会受到影响。

发病机制

这种疾病通常是由于细菌从另一个部位传播来而发生的。最常见的主要感染部位是：

- 皮肤，可能因创伤而受损，例如蜂窝织炎或手术
- 邻近骨（例如骨髓炎，膝关节罕见，因为干骺端是关节外的）
- 血源性扩散（如呼吸道或泌尿道感染）。

最常见致病微生物包括（表 6.6）：

- 金黄色葡萄球菌（最常见）

表6.6　骨和关节感染的致病微生物

类型	病原微生物	常见于
革兰氏阳性	金黄色葡萄球菌	所有类型中最常见的
	凝固酶阴性葡萄球菌	假体感染
	·表皮葡萄球菌	
	肺炎链球菌	
	β-溶血性链球菌	
	绿色链球菌	假体感染
革兰氏阴性	肠杆菌	
	·大肠杆菌	高龄
	·克雷伯菌	
	·沙门菌	镰状细胞贫血患者
	假单胞菌	
	嗜血杆菌	免疫缺陷儿童
	淋病奈瑟菌	性传播感染
其他	厌氧菌	
	真菌	免疫功能低下的患者
	结核分枝杆菌	

Adapted from Table 40.1 in Datta PK, Bulstrode CJK, Nixon IJ. MCQs and EMQs in Surgery: A Bailey & Love Revision Guide. 2nd edition. CRC Press; 2015.

- 革兰氏阴性杆菌（如老年人、糖尿病患者、免疫功能低下者）
- 淋病奈瑟菌（成人性传播感染）
- 流行性嗜血杆菌（非免疫新生儿和婴儿）
- 表皮葡萄球菌（关节置换）。

危险因素包括：
- 高龄
- 经济水平差
- 合并关节疾病，例如类风湿关节炎
- 先前存在败血症，即血源性扩散
- 免疫抑制，例如糖尿病、艾滋病、应用类固醇和静脉注射毒品
- 糖尿病

临床表现
- 关节急性红肿热痛
- 肌肉痉挛导致关节强直（假瘫）
- 全身不适：心动过速、发热和不安
- 非典型表现可能发生在免疫抑制或有关节疾病的老年人
- 淋病奈瑟菌感染可能发生多关节痛、腱鞘炎、泌尿生殖系统症状和脓疱疹
- 全关节置换术中的慢性感染可能导致植入物松动。这可能是感染的唯一临床特征。

辅助检查
- 血液检查
  - 血液学：ESR 和白细胞计数升高
  - 生物化学：CRP 升高
- 抗生素注射前行关节抽吸术（见第 3 章，表 3.3）
  - 引流液 / 脓液白细胞计数升高

- 可通过紧急显微镜检查和革兰氏染色或通过培养分离来辨别微生物种类
- 微生物学
  - 可能从原发感染部位（伤口部位、泌尿生殖系统、胸部）获取血培养和（或）组织培养
- 影像学检查
  - X 线片：关节积液和软组织肿胀
  - USS：积液的存在可能有助于诊断性穿刺；儿童优选
  - MRI 具有高灵敏度和特异性，但通常不需要。

治疗

- 必要时心肺复苏和大剂量静脉注射抗生素
  - 先经验性用药之后转为针对性治疗（基于微生物学检查结果）1 ~ 2 周或更长时间，然后口服抗生素治疗（总持续时间或治疗时间为 6 ~ 12 周，视情况而定）
- 镇痛
- 手术治疗
  - 关节切开和灌洗引流是金标准
  - 可能需要反复关节抽吸或冲洗
  - 去除受感染的植入物材料（参见本章髋、膝关节置换部分）。

预后

适当的早期治疗预后良好，但可能出现并发症，包括：

- 感染性休克
- 脓肿或窦道形成
- 关节破坏、关节周围骨质疏松症、关节强直和继发性骨关节炎
- 缺血性坏死
- 肢体生长抑制和畸形（儿童生长板受累）。

💡 **重要提示**

感染性关节炎

关节感染和假体关节感染的最常见原因是革兰氏阳性菌感染，金黄色葡萄球菌是常见的致病微生物。对于假体感染，可以看到凝固酶阴性葡萄球菌（正常情况下，与皮肤共生）。为了有效治疗关节感染，最重要的是确定病原微生物，有时可能是多种菌。尽管早期经验性静脉注射抗生素在治疗危及生命的败血症时是必不可少的，但建议尽可能在此之前收集多个微生物样品。败血症时，可以在使用抗生素之前快速进行血液培养和关节抽吸。

急性骨髓炎

骨髓炎是骨骼的感染。对于儿童，它通常发生在靠近骺板的干骺端；对于成人，骨骼的任何部位都可能受累。

发病机制

感染可通过以下方式扩散到骨骼：①通过皮肤或呼吸道的血液传播、胃肠道或泌尿生殖道传播；②创伤后直接传播（包括手术）。常见的感染生物包括（见表 6.6）：

- 金黄色葡萄球菌
- 肺炎链球菌或化脓性链球菌
- 沙门氏菌（与镰状细胞贫血有关）
- 流行性嗜血杆菌和溶血性链球菌（儿童）。

危险因素包括：

- 高龄
- 免疫抑制（如艾滋病、应用类固醇、静脉注射毒品）
- 糖尿病
- 关节置换
- 外伤。

临床表现

- 受累骨骼疼痛、压痛、发热和发红
- 功能丧失（例如无法负重，尤其是儿童）

- 附近关节发生积液
- 全身不适：发热、不安、厌食和体重减轻。

辅助检查
- 血液检查
  - 血液学：ESR 和白细胞计数升高
  - 生物化学：CRP 升高
- 微生物学
  - 如果提示 / 可能，感染部位血液或组织培养
  - 在给予抗生素之前，从原发感染部位（例如皮肤、伤口、泌尿生殖道）进行血液培养或组织培养
- 影像学检查
  - X 线片最初是正常的，但在几周内可能发生变化，包括骨溶解、干骺端稀疏，随后骨膜隆起和骨质增生、骨硬化和骨皮质增厚
  - USS：可见骨膜反应；在儿童是很好的第一征象
  - CT 和 MRI。

治疗
- 必要时液体复苏和静脉注射大剂量抗生素
  - 经验性针对治疗（微生物学）1 ~ 2 周或更长时间，然后口服抗生素治疗（总持续时间或治疗时间为 6 ~ 12 周，视情况而定）
- 在急性期休息、镇痛并尽早制动
- 非药物方法
  - 休息，根据需要进行制动
- 手术治疗
  - 手术引流，去除金属内置物、死骨和坏死组织。

预后
适当治疗后预后很好，但可能会出现一些并发症，包括

- 化脓性关节炎
- 骨骼畸形和生长停滞
- 骨折（病理性）
- 慢性骨髓炎和（或）复发急性骨髓炎
- 脓肿形成
  - 局限性骨脓肿（图 6.22）是骨髓炎的一种不太严重的表现形式，机体自身防御了部分感染，导致脓肿局限于皮质 / 硬化骨（干骺端）。在 MRI 上显示为空洞。这种类型的脓肿通常与股骨远端和胫骨损伤有关。

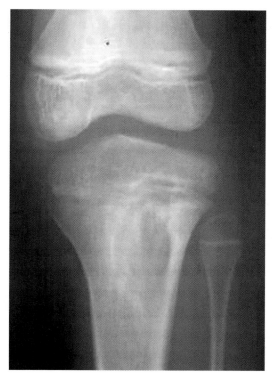

图 6.22　胫骨近端的 Brodie 脓肿

> **💡 重要提示**
>
> **急性骨髓炎**
>
> 在儿童中，急性骨髓炎通常通过血源性扩散引起；而在成人中，它经常发生在直接接种之后，例如在开放性骨折之后。CT可用于诊断骨折后感染性骨折不愈合，也有助于诊断死骨。MRI依然是金标准。同位素骨扫描敏感性较高，但非特异性。

慢性骨髓炎

慢性骨髓炎是一种持续性骨感染，有时继发于急性骨髓炎（由于感染持续 / 骨坏死区域抗生素浓度不足或微生物耐药），特别是假体内植物或在（开放性）骨折固定后有金属内固定物的患者。干骺端的原始感染和炎症形成骨膜下脓肿引起骨膜反应和剥离，由于血供受损产生伴有新骨形成（骨包壳）为结果的骨缺血性坏死（皮质梗死），最终导致原发性骨坏死。Cierny-Mader 分型可用于慢性骨髓炎，目的是指导治疗并预测预后。分为：

1. 髓腔
2. 表浅
3. 局限性
4. 扩散性

临床症状

* 受影响部位疼痛、肿胀和发红（例如长骨）
* 窦道、溃疡或脓肿
* 全身不适、体重减轻和发热
* 危险因素与急性骨髓炎相似。

辅助检查

* 血液检查
  * 血液学：ESR 和白细胞计数升高
  * 生物化学：CRP 升高
* 微生物学
  * 受影响部位或可能的原发部位的血培养和组织培养（可能需

要进行骨活组织检查）
- 影像学检查
  - X 线片可以显示骨硬化、皮质增厚、死骨、骨膜反应和骨溶解区域
  - CT 和（或）MRI 有助于区分软组织感染和坏死骨。

治疗

- 长期抗生素治疗，抗生素选择取决于组织培养结果
- 用镇痛药缓解疼痛
- 改变生活方式，例如戒烟和应用非甾体抗炎药，加强营养
- 手术治疗
  - 死骨切除、引流和外固定，如 Ilizarov 技术
  - 去除内植物或金属制品
  - 少数情况下需要截肢。

预后

可能发生各种并发症，包括：
- 病理性骨折
- 继发性淀粉样变性
- 窦道及周围皮肤鳞状细胞癌（Marjolin 溃疡）。

 重要提示

慢性骨髓炎

存在骨折不愈合的情况下应避免使用非甾体类抗炎药，因为该药会延迟骨愈合。与慢性骨髓炎相关的长期窦道可导致Marjolin溃疡，但比较罕见。慢性骨髓炎需要广泛的手术切除，有时甚至需要截肢，其复发率为20% ~ 50%。

病毒性关节炎

病毒感染可能与急性但自限性的关节炎有关。涉及的病毒包括：
- 乙型肝炎病毒和丙型肝炎病毒
- HIV（也可能与慢性多关节痛相关）

- 水痘病毒
- 腮腺炎病毒
- 红细胞病毒（以前称细小病毒）B_{19}
- 风疹病毒。

临床症状
- 分布多变的急性多关节炎
- 近期"病毒性"疾病史
- 发热或皮疹。

辅助检查
- 微生物学
  - 血清学检测到病原 IgM 抗体。

治疗
- 非甾体类抗炎药 / 镇痛
- 大多数病例都是自限性的。

骨骼肌肉肿瘤

👁 概述

骨良性肿瘤包括骨样骨瘤、骨软骨瘤、内生软骨瘤和巨细胞瘤。骨恶性肿瘤包括骨髓瘤（最常见的原发性恶性骨肿瘤）、骨肉瘤（最常见的原发性恶性骨肉瘤）、尤因肉瘤、软骨肉瘤和继发性骨肿瘤。转移瘤是最常见的恶性骨肿瘤。如在骨肿瘤中，软组织肿瘤可以是良性的（例如单纯脂肪瘤）或恶性的（例如脂肪肉瘤）。活组织检查可以确诊。

分类、评估和治疗
尽管临床上经常使用 TNM 分期系统，但对于骨肿瘤，临床最常使用的是骨肿瘤良恶性 Enneking 分期。良性肿瘤分为：

- 潜伏期：可以是无症状的，例如软骨瘤
- 活动期：症状轻微，常缓慢生长，例如良性骨囊肿
- 侵袭期：通常有症状，可以很快生长，例如骨巨细胞瘤

恶性肿瘤根据等级（1= 低级，2= 高级），肿瘤是否超出骨皮质（A= 间室内，B= 间室外）以及是否存在相关的转移（第 3 阶段）进行分类。骨肿瘤最常见的表现是 Enneking 2B 期。

软组织肿瘤。在评估软组织肿瘤时，对于可疑恶性的肿块且需要进一步检查的病例，临床上有一些公认的标准。许多人提倡任何大于高尔夫球大小的病变都需要诊断。重要的症状和体征是疼痛，体积增加，大于 5 cm，在先前的切除部位肿块复发和筋膜深处的肿块，即非浅表肿块。

病理性骨折。Mirel 病理性骨折评分系统用于分析骨转移病理性骨折的风险。它包括四个类别（肿瘤、疼痛、病变、大小），评分为 1～3（表 6.7）。评分 <7 时，骨折风险 <5%，不考虑预防性固定。对于 8 分，由于骨折风险为 15%～30%，因此需要根据具体情况进行临床判断。对于 >9 的评分，建议预防性固定，因为骨折风险为 30%～100%。

常规检查
疑似骨肿瘤或软组织肿瘤的常规检查通常包括：
- 软组织病变的平片或 USS
- MRI+/- 活组织检查
- 如果确诊为恶性肿瘤则行 CT 检查
- 血液检查包括骨骼新陈代谢检查。

治疗
活组织检查可以确诊并明确进一步措施，包括手术切除、化疗、放疗和姑息疗法。通过切除边缘的深度评估肿瘤手术切除的充分

表6.7 Mirel病理性骨折风险评估评分系统

类别	评分	描述
肿瘤	1	上肢
	2	下肢
	3	股骨转子间/股骨近端
疼痛	1	轻微的
	2	中等的
	3	严重的/功能性的
病变	1	成骨性
	2	混合型
	3	溶解性
大小	1	<皮质厚度的1/3
	2	皮质厚度的1/3～2/3
	3	>2/3的皮质厚度

性。病灶内切除是指沿着病灶的边缘进行切除。边缘切除是指通过肿瘤的反应区，在反应区外进行广泛切除。根治性切除术是切除整个间室。

骨样骨瘤

骨样骨瘤是年轻男性的良性成骨性骨肿瘤，通常主要发生在长骨骨干、股骨颈和脊柱。患者最常见于5～30岁之间。与骨母细胞瘤的临床和组织学表现类似。

症状

- 严重的钝痛
- 疼痛通常夜间加剧，与活动无关
- 非甾体类抗炎药通常可以缓解。

辅助检查

- 受累肢体/区域的X线检查
  - 硬化伴透亮病灶
  - 如果肿瘤>2cm，则通常将其定义为成骨细胞瘤

- CT +/- 骨扫描。

治疗

- 观察和服用非甾体类抗炎药
- 如果出现明显 / 持续症状，则进行手术切除或消融。

骨软骨瘤

骨软骨瘤是儿童和青少年中常见的良性软骨肿瘤，通常主要发生在长骨的干骺端。它由骺板外表面上的异常软骨形成；软骨下的软骨内骨化可导致覆盖有透明软骨的无柄（扁平）或带蒂（带柄）的骨性病变。本病常染色体显性遗传，但可以表现为多种形式：多发性骨软骨瘤或多发性遗传性外生骨疣（图 6.23）。本病很少恶化。

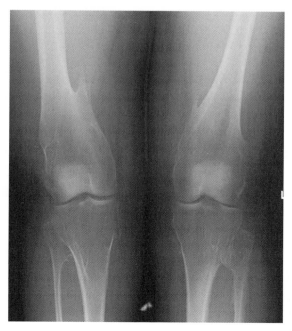

图 6.23　两膝的多发性骨软瘤

临床症状

- 大多数病例症状轻微
- 如果有症状，通常是由于压迫／刺激邻近软组织结构引起。

辅助检查

- 受累肢体／区域的 X 线检查
  - 具有典型蘑菇状外观的骨性外生长柄。
- CT +/- MRI
  - 评估可能恶化的危险特征，如果肿块与神经血管相邻则需详细的术前计划。

治疗

- 仅在出现明显症状时才进行切除。

> **💡 重要提示**
>
> **骨软骨瘤**
>
> 多发性骨软骨瘤是常染色体显性遗传病，当发生多发性骨软骨瘤/外生骨疣时，可能导致骨骼畸形，例如前臂弯曲和桡骨头脱位。它与*EXT*基因的突变有关。软组织肉瘤的恶性变在孤立性病变中并不常见，多发性骨软骨瘤恶变的终生风险为2%～4%。

内生软骨瘤

内生软骨瘤是一种常见的良性透明软骨肿瘤，常见于成人，好发于20～50岁之间。主要是长骨（例如股骨）干骺端内的髓腔受累，也见于手和足的小骨内的髓腔。

临床表现

- 大多数无症状，除非即将发生或已经发生病理性骨折
- 由于肿瘤较大，可能会出现疼痛、肿胀和畸形。

辅助检查
- 受累肢体 / 区域的 X 线检查
  - 扇形椭圆形透明 / 溶解区域，斑片状钙化。

治疗
- 仅在明显症状或病理性骨折时行刮除术。

> 💡 **重要提示**
>
> **内生软骨瘤**
>
> 随访放射学检查是确认有无恶性变所必需的。两种不同形式的骨软骨瘤包括：Ollier病（与骨骼发育不良和长骨畸形相关），具有20%～30%的恶变风险；Maffucci综合征（与软组织血管瘤相关），恶变风险高达100%。

巨细胞瘤

巨细胞瘤（破骨细胞瘤）是具有局部侵袭性（Enneking 良性 3 期）和复发可能的肿瘤，主要发生于年轻人（20～40 岁）。通常在长骨的骨骺端，特别是膝关节周围和桡骨远端。肺转移非常罕见（＜1%～5%）。

临床表现
- 受累关节的疼痛和活动障碍。

辅助检查
- 受累肢体 / 区域的 X 线片
  - 非成骨性、扩张性的溶解 / 囊性病变，延伸至软骨下骨区域，"肥皂泡"外观
- MRI 和骨活检
- 胸部正位片和胸部 CT 用于检测有无转移。

治疗

根治性刮除 +/- 辅助治疗（例如苯酚或过氧化氢）+/- 重建。

多发性骨髓瘤

多发性骨髓瘤是最常见的原发性骨肿瘤，由骨髓中浆细胞（B 细胞）的增殖引起。常见于年龄 >50 岁，高峰 65～70 岁，并且在男性中更常见。多发性骨髓瘤经常发生广泛性转移，尽管确实有单个病变（浆细胞瘤），但经常会发展。

临床症状

- 与未知原发部位的转移灶类似
- 受累部位（例如肋骨或脊柱）疼痛
- 病理性骨折
- 贫血或肾衰竭
- 感染。

辅助检查

- 血液：↓血红蛋白，↑红细胞沉降率，↑ Ca^{2+}，↑免疫球蛋白血浆蛋白电泳，尿素和肌酐
- 尿液：本 - 琼氏蛋白和↑免疫球蛋白电泳
- 受累肢体 / 区域的 X 线片
  - "敲除"损伤（图 6.24）
- MRI 和骨髓活检。

治疗

- 骨髓移植 +/- 化疗
- 中位生存期：3～5 年
- 其他症状处置
  - 双膦酸盐、放射治疗和固定（骨痛 / 骨折）
  - 促红细胞生成素 +/- 输血（贫血）
  - 透析（肾衰竭）。

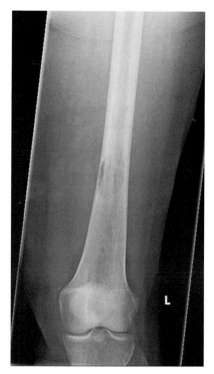

图 6.24　左股骨远端的骨髓瘤沉积

> **💡 重要提示**
>
> **多发性骨髓瘤**
>
> 多发性骨髓瘤的骨扫描可以是阴性（冷结节）。骨髓移植与化疗是唯一的治疗选择。

骨肉瘤

骨肉瘤是非常罕见，但却是最常见的恶性骨肿瘤，见于儿童和老年人（双峰分布），特别是男性（大约 1.5∶1）。它与视网膜母细胞瘤、Paget 病和辐射有关。通常发生在长骨（如股骨、胫骨、肱骨）的干骺端，经常导致骨质破坏。可血液转移到肺部。

临床症状

- 骨痛，肿胀，有时红斑
- 通常可以触及一个肿块
- 如肺部转移，则有呼吸系统症状，例如咳嗽或呼吸短促。

辅助检查

- 血液：↑ESR，↑碱性磷酸酶
- 影像学检查
  - 溶解性硬化、Codman 三角（骨膜反应）、"日光射线"现象和骨质破坏
- MRI 和骨活检

治疗

- 辅助治疗和术后多药化疗
- 随后的切除和重建
  - 可能需截肢
- 现代治疗的 5 年生存率在 60% ~ 80%。

Ewing 肉瘤

Ewing 肉瘤（尤因肉瘤）是一种儿童和年轻人（5 ~ 25 岁）中发生的非常罕见但恶性度很高的小细胞骨肿瘤。通常发生在长而扁平的骨骼的骨干中，例如股骨、骨盆或脊柱，经常导致骨质破坏。血液转移通常发生在肺、肝和骨骼的其他部位。

临床症状

- 骨痛、肿胀和压痛
- 可能伴有发热和贫血（和感染症状类似）。

辅助检查

- 血：↑白细胞管型，↑ESR
- 细胞遗传学分析：肿瘤细胞中的 t（11; 22）易位

- X 线片
  - 溶解性病变，软组织肿胀，"洋葱皮样"骨膜反应
- MRI 和骨活检（脓疱外观，蓝色、圆形小细胞）
- 胸部 CT 检查有无转移。

治疗

- 辅助治疗、术后化疗和切除 +/- 重建
  - 某些病例需要放疗
  - 可能需要截肢
- 现代治疗的 5 年生存率在 50% ~ 75%。

软骨肉瘤

软骨肉瘤是影响老年人（40 ~ 75 岁）的一种罕见的恶性骨软骨性肿瘤，主要发生在长骨、骨盆、肩胛带的干骺端和脊柱。组织学等级为 I ~ III 级。

临床症状

- 骨痛和肿胀
- 病理性骨折
- 脊髓压迫。

辅助检查

- X 线片
  - 溶解性 / 爆裂性损伤，软组织肿胀，皮质破坏和"爆米花"外观
- MRI 和骨活检
- CT 用于分期。

治疗

- 手术切除是治疗的主要手段

- 对化疗或放疗无反应
- 5 年生存率取决于组织学等级。

继发性骨肿瘤

骨是继肺和肝后肿瘤转移第三常见的部位。继发性骨肿瘤通常源于前列腺、乳腺、肾、肺、甲状腺或皮肤肿瘤转移。血源性转移是常见的转移方式。

临床表现

- 原发病灶的症状，例如肺癌的咯血和呼吸急促
- 全身症状，例如不适和体重减轻
- 代谢紊乱，例如高钙血症导致肌无力、多尿和局促不安
- 骨痛或病理性骨折
  - 使用 Mirel 评分系统进行风险评估
- 脊髓压迫（胸椎是常见的转移部位）。

辅助检查

- 血液（血清钙、磷酸盐和碱性磷酸酶升高）
- 受累区域的 X 线片
- CT/MRI +/- 骨活检
  - 如果原发病灶还不明确，需要进一步确定。

治疗

- 脊髓压迫时，镇痛、双膦酸盐和类固醇
- 原发性恶性肿瘤为导向的放疗和化疗
- 手术
  - 脊髓减压术
  - 固定已发生的或即将发生的病理性骨折。

重要提示

继发性骨肿瘤

老年患者可因溶解性骨病变进而表现为急性病理性骨折。直接将其认定为继发性骨肿瘤并进行髓内钉治疗是错误的。需要进行常规检查,包括组织活检,以确定原发性恶性肿瘤的部位或病变或者是否为原发性骨肿瘤。

神经损伤

 概述

临床评估结合神经生理学检查通常能做出神经损伤或神经受压的明确诊断。治疗取决于神经损伤的程度和相关功能丧失。治疗方法包括夹板制动、理疗、类固醇激素注射、神经减压、神经移植和肌腱转移。

神经损伤分级

神经损伤通常根据 Seddon 分类法进行分类:

- 神经失用(局部脱髓鞘;1~3 周恢复)
- 轴突断裂(神经轴突死亡,神经管完整;恢复 1~3 mm/24 h)
- 神经断裂(神经轴突死亡,神经管横断或压伤;恢复 1~3 mm/24 h,但即使手术也无法完全恢复)。

神经损伤的症状

有关下肢神经损伤的原因和表现,请参阅表 6.8,下面讨论上肢神经受伤情况。与常见创伤相关的一些神经损伤,请参阅第 4 章。

臂丛神经

臂丛神经损伤通常发生于造成肩部和颈部分离的牵拉伤,或向上牵拉手臂时。两种类型的损伤都可能发生于复杂的阴道分娩,例如臀位分娩。对于成人,更常见的诱因是高能能损伤(可能损伤整个臂丛)或严重移位的肩胛带骨折。X 线片(颈椎和胸部)和颈

表6.8　下肢神经损伤的原因及症状

胫神经和腓总神经容易受到外部压力的影响，例如约束过紧的石膏

神经	原因	症状
坐骨神经	骨盆骨折 后髋关节脱位 医源性	膝关节以下感觉丧失（隐神经正常） 膝关节以下的肌腱和肌肉运动功能丧失
胫神经	胫骨骨折 骨筋膜室综合征 医源性	足底感觉丧失 足跖屈和足趾屈曲障碍 足底肌肉萎缩（慢性） 爪形趾
腓总神经	腓骨近端骨折 骨筋膜室综合征 腱鞘囊肿 医源性	足下垂（腓深神经损伤导致足背屈无力和腓浅神经损伤导致足外翻无力） 跨越步态 足背部和腿的外侧面的感觉丧失

椎 MRI 可以帮助确定原因。可能的表现包括（请参阅第 1 章）：
- C5-C6 神经根受累（臂丛神经麻痹）
  - 上肢内收，前臂旋前，手掌向上和向后（服务员收小费姿势，waiter's tip position）
- C8-T1 神经根受累（Klumpke 麻痹）
  - 手的固有肌麻痹导致爪形手
  - 皮区感觉丧失
  - 与 Horner 综合征、Pancoast 瘤和颈肋有关。

腋神经

腋神经损伤最常发生在肩关节前脱位或肱骨近端骨折（腋神经绕肱骨外科颈部通过）。表现为上臂外侧的感觉异常或丧失（"肩章征"），因三角肌瘫痪肩部不能外展。

桡神经

桡神经损伤或受压最常发生在它绕过肱骨的桡神经沟时。神经麻痹可能是由于腋窝受压，或是由于腋窝扶拐杖，或是醉酒的人手

臂悬垂在椅子上昏倒时，即"周六夜麻痹"（Saturday night palsy）。

当桡神经穿过旋后肌的浅深层之间环绕桡骨颈时，可能发生单独的骨间后神经损伤或压迫。这可能与反复性损伤有关，例如内翻-旋后运动、桡骨近端骨折和（或）脱位后的创伤/医源性损伤（术后）。

临床表现

- 垂腕，拇指和手指伸肌瘫痪，导致腕下垂和握力下降
  - 损伤位置高也会影响肘部伸展
- 前臂或肱三头肌可能会萎缩
- 手背部的一小块区域（虎口）感觉丧失
  - 如果病变部位较高，则为前臂后部
- 骨间后神经单独损伤仍可以保留伸肘功能，通过桡侧腕长伸肌保留部分伸腕功能。

尺神经

尺神经最常见的损伤或受压发生在尺神经穿过 Struthers 弓、肘部内侧髁的后上方以及通过肘管时，或者当尺神经走行在腕部 Guyon 管的钩骨钩附近时。肘管综合征是仅次于腕管综合征的第二常见的压迫性神经病变。

压迫或损伤的诱发因素包括妊娠、类风湿关节炎或骨关节炎导致的肘部骨性畸形，例如肘外翻、黏液水肿、肘部或鹰嘴骨折、肘关节脱位、肘部或腕部反复压迫、腱鞘囊肿。肘关节正侧位 X 线片有助于发现潜在的骨性病变。

临床表现

- 肘内侧的疼痛和感觉异常伴有尺神经分布区放射痛（小指和环指尺侧半感觉丧失）
- 手固有肌（小鱼际肌、第 3 和第 4 蚓状肌、内收肌和骨间肌）无力和瘫痪且可能导致爪形手
  - 尺神经反相：肘部尺神经受到压迫，由于内侧两个手指指

深屈肌肌力减弱造成较轻的爪形手

- 迟发性尺神经麻痹：损伤后发作缓慢（多年），通常与肘外翻有关。

正中神经

正中神经可发生损伤或压迫（见本章腕管综合征部分）。创伤方面，最常见于肘部、前臂（骨间前神经）或腕部骨折／割伤后。肘关节神经的压迫可发生在旋前肌的两个头之间（旋前肌综合征）。

临床症状

- 高位病变／损伤，例如肘部
  - 旋前麻痹，腕掌屈曲，拇指 IPJ 屈曲
  - 前臂屈肌间室肌肉萎缩（骨间前神经）
  - 掌外侧感觉缺失（腕管综合征时感觉存在）和桡侧 3 个半手指感觉丧失。
- 低位病变／损伤，例如腕部（见腕管综合征）
  - 鱼际肌和放射状的双侧蚓状肌麻痹 +/- 萎缩
  - 桡侧 3 个半手指感觉丧失。

（王　斌　黄　海　译）

第 7 章
小儿骨科与风湿病学

章节纲要

骨结构与损伤	膝关节疾病
儿童损伤	足部疾病
髋关节疾病	幼年特发性关节炎

骨结构与损伤

未成熟骨的结构

正常长骨由干骺端、骨干和骨骺组成。未成熟骨的骺板尚未融合（图 7.1），因此这些部位损伤会引起生长紊乱，导致后期并发症，如短缩和成角畸形。如果生长板没有受损，骨折愈合过程中轻微的畸形可以通过重塑恢复正常。另外，儿童骨骼比成人愈合更快。

儿童的骨折类型

第 4 章所述的骨折分类系统也可用于儿童。然而，由于儿童骨骼更具弹性，以致某些骨折类型只出现在儿童中。包括：

- 青枝骨折（图 7.2）：骨折处弯曲，且未完全断裂，其中一侧皮质通常保持完整。可能出现成角和不稳定的骨折。
- 扣带骨折（图 7.3）：骨折处呈扣带样凹陷，看不到清晰的骨折线，皮质通常保持完整。成角骨折和不稳定骨折少见。

骺板骨折

儿童骺板骨折根据 Salter-Harris 分型分为 5 型（图 7.4）：

- Ⅰ型：横形骨折且完全沿骺板线方向移位。
- Ⅱ型：骨骺与干骺端结合部骨折，并包含一干骺端骨块。这是最常见的类型。

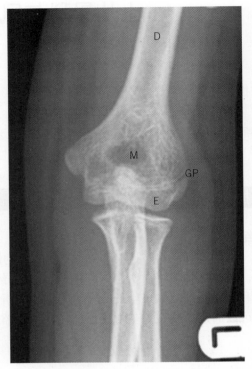

图 7.1 未成熟骨骼的解剖。肘部生长板骨化尤其重要，随着年龄增长逐渐出现：肱骨小头（1 岁），桡骨头（3 岁），内上髁（6 岁），滑车（8 岁），鹰嘴（10 岁）及外上髁（12 岁）。D，骨干；E，骨骺；GP，骺板；M，干骺端

- Ⅲ型：骨骺端骨折并移位
- Ⅳ型：骨折线通过骨骺、骨骺板和干骺端
- Ⅴ型：压缩损伤导致骺板早闭。

在最初的分类提出后，Peterson 补充了第 6 种分型。由于压伤或烧伤导致骨骺、干骺端及骺板部分严重损伤（图 7.4）。Ⅲ ~ Ⅵ 型中，由于生长板提前闭合，容易导致生长紊乱。

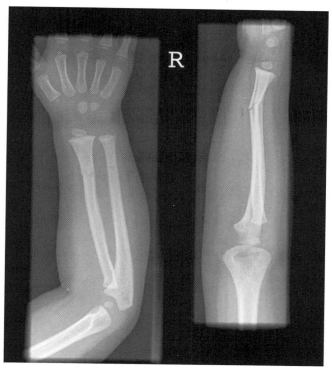

图 7.2 尺桡骨远端 1/3 青枝骨折

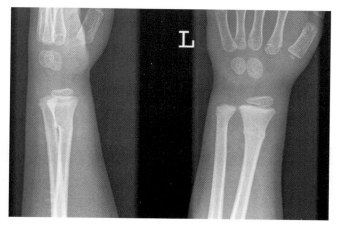

图 7.3 桡骨远端扣带骨折

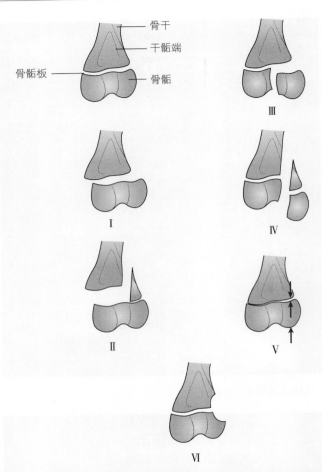

图 7.4 骺板损伤的 Salter-Harris 分型。骨折通常发生在骨骺的肥大软骨细胞层，Peterson 分类在 Salter-Harris 分类上增加了第 6 型

> 💡 **重要提示**
>
> **骨结构与损伤**
>
> 儿童骨骼比成人更具可塑性，Salter-Harris分型有助于指导治疗和预测受伤后影响发育的风险。

儿童损伤

 概述

> 与成人一样，儿童的任何骨骼都可能发生骨折。治疗原则取决于移位程度、重塑潜力、骨折稳定性、生长板或关节面受累情况以及疼痛缓解的要求。时刻关注儿童的非意外伤害。

肱骨髁上骨折

肱骨髁上骨折常发生于 3～10 岁儿童，因跌倒时手掌外展（过伸）撑地所致最常见。

临床表现

肱骨髁上骨折会出现肘部疼痛、压痛、肿胀以及畸形可能。必须评估受累肢体的神经血管状况（桡动脉和肱动脉脉搏、毛细血管再充盈时间、正中/骨间前神经、尺神经和桡神经）。骨间前神经受累最常见。

影像学检查

- 肘部损伤的正侧位片（图 7.5）
  - 明确移位的程度及方向
    - Gartland 分型（Ⅰ型：骨折无移位；Ⅱ型：有移位伴后侧骨皮质完整；Ⅲ型：完全移位）
  - 肱桡线和肱骨前缘线（图 7.6）
  - Baumann 角
    - 肘关节正位片
    - 经过肱骨小头骺板或肱骨外侧髁骺板的斜线与肱骨干中轴线的夹角（正常 70°～75°）

治疗

取决于骨折移位程度，治疗时机取决于临床表现，尤其合并血管损伤是急诊手术指征。

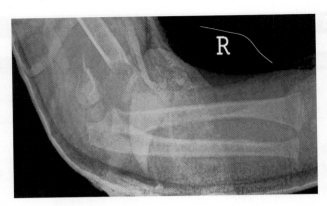

图 7.5 肱骨髁上骨折伴严重移位

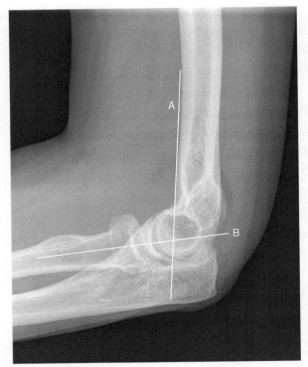

图 7.6 当没有明显骨折时，肘后脂肪垫影提示肘部隐匿性骨折。肱骨前缘线通过肱骨小头中心（A）。移位的桡骨头线提示肘关节或桡骨头脱位（B）

- 如果没有明显旋转畸形，没有或很少移位（1 型和 2 型）的骨折，过肘石膏固定肘关节于屈曲 90° 位 3 ~ 4 周。
- 移位骨折（2 型和 3 型）可全麻下采用闭合复位穿针（克氏针）固定（必要时切开）。
- 在复位前后，有必要明确患侧肢体有无神经血管损伤，也需要进行复位后的影像学检查。

并发症

包括僵硬、感染、畸形愈合、骨筋膜室综合征、神经血管损伤（包括肱动脉以及包括骨间前神经在内的主要神经）、异位骨化（强直）和长期畸形（如"枪托"畸形的肘内翻）。

肱骨髁骨折

儿童内上髁（9 ~ 14 岁）骨折相对少见，外髁（5 ~ 10 岁）骨折更常见。

临床表现

肘部疼痛、压痛和肿胀，受累侧明显。有必要明确受累肢体的神经血管状态（桡动脉及肱动脉搏动、毛细血管再充盈反应、尺神经）。

影像学检查

- 肘关节正侧位片
  - 或仅能发现抬高的后脂肪垫影（脂肪垫征）（图 7.6）
  - 50% 的内上髁骨折合并肘关节脱位，且需要急诊复位。
  - 外侧髁骨折
    - Salter-Harris Ⅳ 型常见（Milch 分型）
    - 内斜位片可明确移位方式。

治疗

取决于移位的程度和方向。

- 内上髁骨折通常使用非手术治疗，甚至发生移位时亦然
  - 手术绝对指征包括关节内游离骨折块、严重移位和尺神经损伤。
- 外髁损伤：轻微移位（＜2 mm）的骨折，过肘石膏固定，但必须密切观察移位情况，移位骨折可通过复位（常规切开）和固定（克氏针或螺钉）治疗。

并发症

缺血性坏死、畸形愈合、骨不愈合（引起肘外翻）、神经血管损伤（尺神经迟发性麻痹）、复发性脱位、生长停滞和长期畸形。

桡骨头半脱位

桡骨头半脱位，即牵拉肘，常见于幼儿手腕被猛拉后桡骨头从环状韧带中脱出，呈半脱位。临床表现为被动伸肘时的肘关节痛。只有当诊断有疑问时才需进行影像学检查。治疗上常用即刻屈肘旋后位进行轻柔复位。

前臂骨折

前臂骨折是儿童最常见的受伤部位。大部分发生于摔倒时手处于伸展位着地。双骨折通常见于高能量损伤，如从高处坠落伤。
骨折类型包括：

- 骨干骨折（单骨折或双骨折）
  - 青枝骨折
  - 完全骨折
- 远端骨骺和干骺端骨折
  - 生长板骨折，最常见的是 Salter-Harris Ⅱ 型
  - 扣带骨折
- 骨折 + 脱位
  - Monteggia 骨折或 Galeazzi 骨折（见第 6 章）。

临床表现

前臂或腕部疼痛、压痛和肿胀，骨折远端向背侧移位。畸形明显。确定受累肢体的神经血管状态是必要的，特别是不明显的开放性损伤，如穿刺伤。

影像学检查

腕关节 / 前臂 / 肘关节的正侧位片（图 7.7）。

治疗

取决于骨折的类型、部位、患者的年龄及移位程度（表 7.1）。常规麻醉下手法复位，并以过肘管型石膏固定。如果桡骨远端骨折存在不稳定性可行克氏针固定。对于前臂骨折，如需要可使用弹性钉或切开复位内固定。

并发症

少见，但包括畸形愈合、骨不愈合、骨筋膜室综合征和再骨折。

股骨干骨折

股骨干骨折最常见于幼儿（2 ~ 4 岁），而青少年典型损伤机制是跌

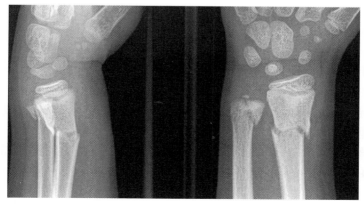

图 7.7　桡骨远端骨折，背角约 30°。尺骨远端为 Salter-Harris Ⅳ 型骨折

表7.1　儿童前臂骨折的治疗方法

骨折类型	治疗方法
扣带骨折	夹板或石膏固定
青枝骨折	
<15°～20°成角	石膏固定
>15°～20°成角	复位后石膏固定（1周后X线检查）
生长板骨折或完全骨折	
复位后稳定型	复位后石膏固定（1周后X线检查）
复位后不稳定型	建议内固定，如克氏针或弹性钉

* 在确定最佳治疗方案时，畸形程度不是唯一因素，需要考虑其他因素，如重塑潜力和年龄。

*Salter-Harris Ⅲ型和Ⅳ型骨折需要解剖复位

倒和高能量损伤。非意外伤害必须考虑，特别是在学步前婴儿期。

临床表现
大腿疼痛、压痛、肿胀，可能出现畸形且不能活动。评估受累肢体的神经血管状况是必要的。

影像学检查
- 股骨正侧位片
  - 移位的程度和方向
  - 确保摄片包含髋关节和膝关节。

治疗
取决于年龄、体重及移位程度。
- 新生儿和婴儿（<18个月）：框架或滑轮悬吊牵引，使用或不使用髋人字石膏
- 幼儿（18个月～4岁）：牵引（如Thomas夹板固定、Hamilton-Russell牵引），使用或不使用髋人字石膏
- 儿童（4～12岁）：弹性髓内钉或切开复位内固定。

并发症

包括双下肢不等长、畸形愈合、骨不愈合、再骨折和股骨头缺血性坏死。

胫骨骨折

胫骨骨折是常见的儿童下肢损伤，一般分为：

- 骨干骨折
  - 幼儿型骨折（低能量旋转损伤）
  - 胫骨干伴或不伴腓骨骨折（高能量损伤）
- 胫骨远端骨折
  - Tillaux 骨折（Salter-Harris Ⅲ 型的胫骨远端前外侧骨骺骨折）
  - 三平面骨折（Salter-Harris Ⅳ 型）
    - 三平面骨折：骨骺矢状位、干骺端冠状位及骺板轴位
    - 正位片出现 Salter-Harris Ⅲ 型的影像，而侧位片可见 Salter-Harris Ⅱ 型。

临床表现

小腿或踝关节疼痛、压痛、肿胀，可能出现畸形、活动障碍及踝关节、膝关节活动度减少。对于开放性损伤和出现骨筋膜室综合征临床表现时，评估受累肢体的神经血管状况是必要的（见第 4 章）。

影像学检查

- 胫腓骨正侧位片
  - 移位的程度和方向
  - 保证合适的摄片角度，且包含膝、踝关节
- CT
  - 多用于详细了解胫骨远端骨折情况，尤其是三平面骨折。

治疗

取决于患者年龄、骨折类型及移位程度。包括：

- 非手术治疗
  - 无移位、轻微移位骨折及幼儿骨折可采用闭合复位或免复位的过膝管型石膏固定
- 手术治疗
  - 骨干骨折可行接骨板固定或弹性髓内钉固定
  - 切开复位内固定治疗移位的胫骨远端骨折（有时也可行闭合复位）。

并发症

包括残余痛、僵硬、骨筋膜室综合征、骨干畸形愈合（单纯胫骨所致的内翻畸形、胫腓骨骨折所致的外翻畸形）、骨不愈合及骺板损伤所致的早期生长停滞。

> **💡 重要提示**
>
> **儿童创伤**
>
> 警惕儿童非意外伤害是十分必要，约2/3因虐待致死的儿童在死亡之前有在医院或社会服务机构就诊过。以下方面均可提示非意外伤害，包括延迟就诊、病史一再变化、与儿童好发年龄及好发部位不一致的创伤（如股骨骨折发生于非好发节段）、儿童与医师或其他孩子相处时的异常反应或举止，以及一段时间内多处骨折或创伤。全面评估是必要的，并为儿童保护组织提供信息。

髋关节疾病

> **👁 概述**
>
> 小儿跛行可见于原发及继发性疾病，虽然大多数病例未能明确病理机制，但是全面的临床评估及辅助检查可排除常见病因。小儿跛行的鉴别诊断见表7.2。

髋关节发育不良（DDH）

这种先天性畸形比较常见，出生时髋关节不稳定的发生率为（5~20）/1000，3周后由于髋关节逐渐更加稳定，其发生率会降至1.5/1000。左髋受累多见（4∶1），双侧发生率为10%~30%。

表7.2　以部位和年龄分类的小儿跛行相关的重要诊断

部位	诊断	年龄
全身	骨髓炎 化脓性关节炎 创伤 肿瘤	任何年龄
脊柱	椎间盘炎	3个月 ~ 8岁
髋关节	髋关节发育不良 股骨头缺血性坏死 一过性滑膜炎 股骨头骨骺滑脱	婴儿期，也可能延迟 4 ~ 8岁 4 ~ 8岁 10 ~ 14岁

病理机制

出生后自然状态下，早期髋臼浅，且顶部倾斜。股骨头未处于髋臼窝中心并牵拉关节囊而引起 DDH。股骨头向后上方移位（图7.8），导致浅髋臼及股骨近端（头和颈部）的发育障碍。在新生儿期，DDH 包含以下畸形：

- 浅髋臼伴发育不良（髋关节无脱位）
- 浅髋臼伴发育不良（髋关节脱位）
- 新生儿期的脱位（可复位）
- 新生儿期的脱位（不可复位，可能由于盂唇、松弛的关节囊或软组织嵌入关节内）
- 年龄较大儿童未处理的半脱位或脱位。

危险因素

- 遗传性
  - 如果亲属有 DDH，女孩患病率增高，如 DDH 家族史
- 伴随的先天性畸形：如斜颅、斜颈、马蹄内翻足、脊柱畸形（神经管缺陷）、脊柱侧凸、唐氏综合征和跖内收。
- 围产期
  - 发育不成熟

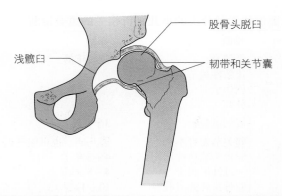

图 7.8　显示股骨头相对于浅髋臼的异常位置（与图 7.10 比较）

- 第一胎
- 臀位分娩（1/5），巨大儿，羊水过少，多胎如双胞胎，早产儿，剖宫产，第一胎
- 产后护理不佳
- 高龄产妇
- 某些特殊人群，如北美的因纽特人 / 爱斯基摩人。

临床表现（早期）

所有婴儿的髋关节不稳定的检查应在出生时及 6 周时进行。下面介绍两种常用的检查手段：

- Ortolani 试验（图 7.9A）
  - 患儿仰卧位，双侧屈髋屈膝至 90°
  - 检查者将示指和中指放在大转子处，拇指放在患儿大腿内侧
  - 轻柔外展双髋
  - 阴性（正常）：髋部可完全外展至 90° 且无阻挡感
  - 阳性（DDH）：外展受限，股骨头进入髋臼复位时听到和触及弹响，之后外展完全无阻挡感。如果不能外展 90°，表明脱位是难复性的
- Barlow 试验（图 7.9B）

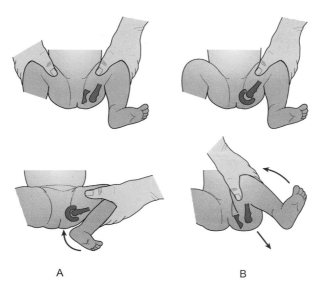

A　　　　　　　　　　B

图 7.9　（ A ）Ortolani 试验；（ B ）Barlow 试验

- 患儿仰卧位，将髋屈曲 90° 并内收
- 两手拇指放在腹股沟处稳定骨盆
- 将大腿推向后外侧
- 阴性（正常）：未及股骨头脱位
- 阳性（DDH）：若感到股骨头自髋臼后缘滑出，反向做又可复位，表明髋关节不稳定及有脱位。

临床表现（后期）
在患儿出生的前 2 年，每隔 6 个月检查一次可能会发现后期症状。
- 单侧 DDH
  - 患髋外展受限
  - 双侧臀纹不对称
  - 学步延迟
  - Trendelenburg 步态：由于髋关节发育不良导致下肢短缩及外旋

- 双侧 DDH
  - 特征较少
  - 双髋外展受限
  - 会阴间隙增宽。

影像学检查
- 超声
  - 早期影像学检查（25 周内）
  - 明确髋臼特征及股骨头相对位置
  - 是潜在的筛查方式
- 髋关节正侧位及骨盆平片
  - 后期影像学检查
    - 出生时股骨头及髋臼显影不清楚，3 个月后股骨头开始出现骨化中心。
  - 可能显示髋臼浅以及未成熟的脱位股骨头
  - Shenton 线、Hilgenreiner 线和 Perkin 线（图 7.10）
    - 股骨头的骨化中心在 Hilgenreiner 线与两侧 Perkin 线相交的内下方。

治疗
出生时即确诊和治疗可获得最好的预后。对于已确诊、已治疗或有高危因素的病例都需要进行随访监测。治疗方案取决于症状和体征出现的时间和严重程度（表 7.3），包括：
- 外展支具固定
  - 超声确认股骨头复位及髋臼发育情况
  - Pavlik 吊带或 von Rosen 支具
  - 避免极度外展位，因存在股骨头缺血性坏死的风险（图 7.11）
- 闭合复位
- 切开复位，必要时股骨内翻去旋转截骨或骨盆截骨

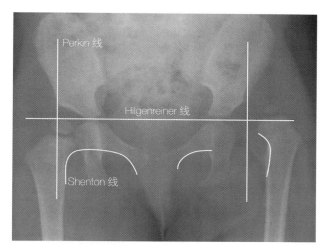

图 7.10　骨盆平片可显示 Shenton 线、Hilgenreiner 线和 Perkin 线
　　　　Shenton 线：闭孔上缘与股骨颈内下缘连线的弧形曲线
　　　　Hilgenreiner 线：通过左右 Y 型软骨中心的平分水平线
　　　　Perkin 线：经过髋臼外侧缘做 Hilgenreiner 线的垂线

表7.3　DDH不同时期的治疗方案[*]

年龄	治疗方案
早期（＜6个月）	3～6周内超声检查 支具固定于髋屈曲100° 中度外展位，如Pavlik 吊带
中期（＜6岁）	逐渐持续牵引，再闭合复位和支具固定 逐渐持续牵引，再切开复位，必要时股骨或骨盆截骨
后期（＞6岁）	切开复位，必要时股骨或骨盆截骨 姑息治疗（尤其双侧病变） 延缓髋关节置换手术时间直到症状显著

[*] 由于髋关节是一个深部关节，所以在治疗的每个阶段都需行影像学检查（超声、X 线、关节造影）确认复位和髋臼发育情况

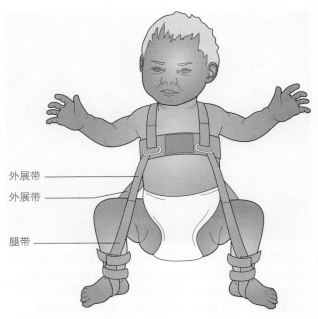

外展带 —————

外展带 —————

腿带 —————

图 7.11 Pavlik 吊带治疗早期 DDH

并发症

未治疗的脱位可引起髋臼和股骨骨骺发育不良，并可发生继发性骨关节炎。骨坏死则可能是治疗的并发症。

Perthes 病

Legg-Calvé-Perthes 病是一种特发性股骨骨骺（股骨头）骨坏死，发病率为 1/12 000，好发年龄为 3 ~ 11 岁，高峰期为 4 ~ 8 岁。常见于男孩（4 : 1），双侧病变率为 10% ~ 20%。低龄患者预后相对来说更好。

发病机制

股骨头缺血性坏死原因尚不清楚，缺血可由多种病因引起，包括导致股骨头部分坏死的微栓子和支持带血管阻塞。坏死区的再血管化和愈合的速度与骨骺损伤程度决定了再骨化及重建过程，而这与股骨头最终产生的畸形有关，并导致头臼不匹配。

危险因素
- 遗传因素，如股骨头缺血性坏死的家族史
- 围产期（出生时低体重）
- 社会经济（贫困和二手烟）。

临床表现
- 出现髋关节或膝关节疼痛伴跛行
- 除髋关节外展和内旋受限外，髋关节活动正常。

影像学检查
四种基于影像学的分型系统常用于描述疾病严重程度分型或判断预后。包括：
- Catterall 分型：根据股骨头受累比例，分为 4 型
- Salter-Thompson 分型：根据软骨下骨折线长度，分为 2 型
- Herring 分型（图 7.12）：根据股骨头外侧柱高度丢失情况，分为 3 型
- Stulberg 分型：根据髋关节匹配性。

推荐的影像学检查包括：
- 髋关节正侧位和骨盆平片（图 7.13）
  - 早期改变：关节间隙变宽、密度增高、股骨头骨骺变小、新月征（软骨下骨折线）
  - 后期改变：股骨头骨骺的碎裂、分离、移位、塌陷和（或）骨折在继发畸形与重塑形过程中出现；髋关节半脱位及骨骺外侧变薄（Gage 征）
- MRI 可以明确股骨头坏死程度。

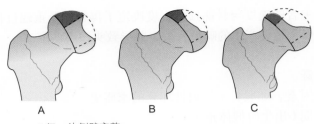

A 级：外侧壁完整
B 级：＞50% 外侧壁残留
C 级：＜50% 外侧壁残留

图 7.12 Herring（外侧柱）分型是评估股骨头缺血性坏死预后和治疗最有效的分型系统之一

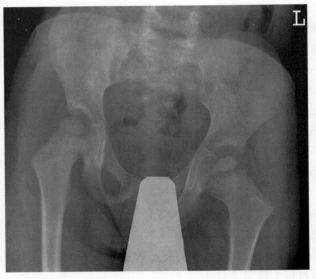

图 7.13 左髋股骨头缺血性坏死；左股骨头骨骺扁平，轻度不规则硬化；干骺端和骨骺严重变薄

治疗

治疗方案取决于儿童的年龄和骨坏死的程度，发病年龄越小，重塑潜力越好，预后越好

- 轻中度
  - 减少活动直到不出现疼痛
  - 理疗
  - 随访及必要的影像学检查
- 中重度
  - 建议行股骨或骨盆截骨术
  - 年龄 >8 岁（骨龄 >6 岁），外侧柱 B 期和 B/C 期的儿童均属于本组
- 重度：股骨头和髋臼严重畸形而不匹配，预后差，成年后可能需行全髋关节置换术。

并发症

- 疼痛和功能丧失
- 畸形，如肢体缩短和旋转畸形（严重的关节不协调是早期发生骨关节炎的原因）
- 剥脱性骨软骨炎（坏死骨碎片脱落入关节内）。

股骨头骨骺滑脱

总发病率为 5/10 万，青春期（10~14 岁）为发病率高峰期，多见于男孩（3∶1），双侧发生率为 17%~50%，其中 25% 可同时出现。

病理机制

股骨头骨骺滑脱的特点是股骨头上部骨骺向后内侧移位，这是由于骺板的应力性骨折（一种骺板 Salter-Harris Ⅰ 型病理性骨折）。这可能是由于骺板透明软骨层的缺陷或过度受力，例如超重儿童。潜在联系包括：

- 肥胖（60%）
- 内分泌紊乱，如甲状腺功能减退、生长激素
- 肾衰竭
- 放疗史（局部/垂体）
- 青春期延迟。

临床表现

- 约 1/3 存在外伤史
  - 急性、慢性（＜3 周）、急慢性
- 疼痛（腹股沟，髋和 / 或膝）
- 跛行（Loder 分类）
  - 稳定：能扶拐或不扶拐负重，股骨头缺血性坏死风险＜10%
  - 不稳定：即使扶拐也不能负重，股骨头缺血性坏死风险风险约 50%
- 活动幅度减少，尤其屈曲、外展和内旋
- 肢体短缩并外旋。

影像学检查

- 髋关节（正位和蛙式位）和骨盆平片（图 7.14）
  - 股骨头的移位和滑脱的严重程度可以通过滑脱的比例测量（0 ~ 33% 轻度，34% ~ 50% 中度，＞50% 重度）

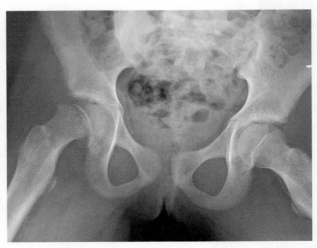

图 7.14 右髋关节股骨上骺滑脱。髋部"蛙式侧位"X 线片可以最好地显示股骨上端骨骺滑脱（SUFE）

- 如果髋关节正位片上股骨颈外侧缘的延长线（Klein's 线）不经过股骨头骨骺的外上部分，则出现 Trethowan 征。

治疗

不要尝试强行复位股骨头滑脱，这会带来股骨头血供破坏，导致股骨头坏死的高风险。

- 轻度脱位
  - 螺钉原位固定
- 中等脱位
  - 螺钉原位固定
  - 股骨颈截骨术纠正畸形
- 严重脱位
  - 首选股骨颈截骨术。

并发症

- 对侧滑脱（有些学者提倡预防性固定）
- 股骨头缺血性坏死，尤其是曾尝试复位
- 轻度滑脱所致的髋凸轮征造成股骨髋臼撞击
- 髋内翻（股骨头内翻）或缺血性坏死引起的继发性关节炎。

髋关节一过性滑膜炎

髋关节一过性滑膜炎又称激惹髋，是一种自限性髋关节炎性疾病，原因不明确，但以下被认为是相关的因素：

- 外伤史
- 最近病毒感染，如呼吸道
- 过敏。

这种疾病很常见，在青春期前（3～10 岁）达到高峰。多见于男孩（2∶1）。

临床表现

- 上呼吸道或胃肠道早期病毒感染史或其他外伤史。

- 疼痛（腹股沟、髋和／或膝）
- 跛行
- 活动幅度减少（轻度）
- 非随意肌肉痉挛
- 全身不适，如发热
  - 首先应考虑感染性关节炎／骨髓炎的可能性。

辅助检查
- 常规血液检查
  - ESR 和白细胞计数轻度升高，如果这些标志物以及 CRP 显著升高，可考虑脓毒血症的诊断
- 髋部（正侧位）和骨盆平片
  - 大部分正常，不是每个医疗中心都作为常规检查
  - 排除其他原因
- 超声波
  - 评估有无积液
- 关节穿刺抽液（不常用）
  - 将样本行进行革兰氏染色和培养检查排除感染性关节炎是必要的。

治疗
- 有症状者应卧床休息
- 非甾体抗炎镇痛药（NSAIDs）
- 大多数 2 ~ 3 周内症状改善。

💡 **重要提示**

髋关节疾病

膝关节疼痛伴跛行是常见的儿童髋关节病理改变后的表现，发病年龄和病史是诊断儿童常见髋关节疾病的重要因素。小儿骨科门诊常见因内八字步态而就诊的患儿，原因包括持续性股骨颈前倾、胫骨内旋和距骨内收，其中大部分随着年龄增长而纠正。

膝关节疾病

髌骨不稳在第 6 章讨论。

剥脱性骨软骨炎

可发生于任何关节，而常见于膝关节。其特征是易感儿童的骨软骨骨折或骨骺成熟区分离，尤其股骨内侧髁。原因可能是创伤引起，双侧发病少见，骨折碎片很少脱落，能自行愈合。

膝部两种特殊类型的骨软骨炎（牵拉性骨突炎）：

- Osgood-Schlatter 病：胫骨结节骨软骨炎
- Sinding-Larsen-Johansson 综合征：髌骨下极骨软骨炎。

临床表现

- 膝关节疼痛
  - 局部受累，例如胫骨结节
  - 偶发疼痛
  - 膝关节活动不受限，但过伸、内旋和屈曲位时疼痛加重
- 关节肿胀、积液或交锁
- 跛行。

影像学检查

- 膝关节正侧位片
  - 局部高密度影（硬化）
  - 骨碎裂
  - 松动骨块（罕见）
- MRI 评估骨碎块稳定性。

治疗

- 止痛
- 理疗、休息或制动
- 手术（少用）

- 螺钉固定或移除移位的骨碎片。

膝关节疾病

谨记婴儿出生时存在弓形腿（膝内翻），2～3岁时逐渐发展为膝外翻，到7岁时基本维持稳定状态伴7°～9°膝外翻。持续畸形的病理原因包括外伤、骨骼发育不良、良性肿瘤、Blount病（重度特发性胫骨内翻）和佝偻病。单侧畸形应详细检查。

足部疾病

马蹄足（先天性马蹄内翻足）

该疾病新生儿发病率为 (1～4)/1000，发展中国家发病率更高。多见于男孩 [(2～3)∶1]，双侧发病率为 30%～50%，治疗后易复发，需要巩固和长期被动支具固定。

病理机制

新生儿马蹄足与小腿及内侧软组织（如关节囊和胫后肌）的萎缩和发育不良有关，导致特征性畸形足

- 马蹄畸形（足固定于跖屈位）
- 整个后足内翻，指向中线
- 中足和前足相对后足的内收和内旋。

危险因素

- 遗传因素
  - 有亲属患病，则风险会增加，如家族性马蹄足畸形
  - 伴随的先天畸形，如 DDH、脊柱裂、脊髓脊膜膨出症、关节挛缩和 21-三体综合征
- 围产期因素
  - 母亲酗酒、吸烟或静脉吸毒史。

临床表现

- 可在孕 20 周时的产前超声检查发现，但假阳性也较常见且在妊娠末期 3 个月内往往会自发矫正
- 出生时根据外观即可诊断
- 被动足外翻时活动范围减小和踝背伸受限
- 小腿肌肉萎缩
- 胫骨短缩导致小腿短。

影像学检查

- 足部 X 线（双足前后位和足背伸侧位）
  - 跟骨和距骨中轴线的夹角（Kite 角）改变
  - 距舟关节半脱位。

有多种分型系统可用于疾病严重程度的分型或决定治疗和判断预后，包括 Pirani、Harold-walker、Goldner 和 Dimeglio 分型。

治疗

治疗方案取决于出现症状的时间和治疗效果（表 7.4），但从美观的角度看，没有一种方式是效果明确的。包括：

- 非手术治疗
  - Ponseti 方法是一种现代广泛采用的非手术治疗

表7.4　**先天性马蹄内翻足不同时期的治疗方法**

时间	治疗方案
早期	Ponseti方法* 定期手法调整 夹板或石膏维持复位效果
中期	Ponseti方法* 可行手术松解后侧间室组织 延长肌肉及肌腱（>9月龄）
后期	手术松解，切除软组织和截骨 三关节融合术（>8~10岁）

*80% 患者行 Ponseti 矫形法需行跟腱切断术

- 通过系列手法矫正和序列石膏，接着用足外展支具维持至 5 岁
  - 随时间逐渐矫正畸形
  - 治愈率可达 90% ~ 95%
- 理疗
- 石膏绷带固定于矫正位置
- 手术治疗
  - 后侧松解以及后侧和内侧软组织延长，术后制动（如 Denis Browne 支具）
  - 松解、切除软组织和截骨
  - 三关节融合术（距下、距舟和跟骰关节融合）治疗后期症状或晚期复发。

并发症

如果畸形不及早纠正，生长将会导致永久性和继发性骨与关节异常改变。治疗后并发症包括：

- 疼痛、僵硬、肌无力
- 距骨缺血性坏死
- 畸形或复发。

💡 **重要提示**

足部疾病

平足多见于3岁以下，直到内侧纵弓发育。柔软型平足，如脚尖站立可恢复足弓和足跟内翻，不需检查和治疗。僵硬型平足，如不能在脚尖站立时矫正的，可能与跗骨联合、先天性垂直距骨或未确诊的炎症性疾病有关，并需要进一步的检查。

幼年特发性关节炎

👁 **概述**

幼年特发性关节炎（Juvenile idiopathic arthritis， JIA）定义为17岁之前开始的炎症性关节炎，持续至少6周，并且其他原因如感染已被排除。

本病英国的年发病率估计约为 1/10000。JIA 这词也适用于症状持续到成年的患者，因为大约 50% 患有 JIA 的儿童直到成人，疾病一直处于活动期。另外，这种疾病多见于女孩，但在该疾病某些亚型中，男孩的患病率更高。

病理机制

幼年特发性关节炎病因尚不清楚，但与其他自身免疫性疾病一样，可能与遗传和环境因素有关。虽然 HLA 变异与之有强相关性，但不同于成人类风湿关节炎中 HLA 的作用。其他临近或细胞因子的基因突变和参与免疫反应调控的基因突变也在疾病发展中发挥作用。与成人炎症性关节炎一样，JIA 的特点是受累关节的炎症浸润，导致产生促炎性细胞因子，如 TNFα、IL-6 和 IL-1，从而促进骨骼、软骨和软组织的破坏。

临床表现

临床表现因亚型不同而异（表 7.5），关节炎表现为疼痛、晨僵和非活动性僵硬。典型的表现是，如果下肢关节受累则跛行，或当需要做使用上肢的动作时只能勉强活动手臂。葡萄膜炎是一种常见的并发症。幼儿临床症状轻微，容易被漏诊。全身性幼年特发性关节炎是一种伴皮疹和发热的全身疾病。关节疼痛和僵硬也可能出现，但全身症状可早于关节炎表现。

关节外症状

- 葡萄膜炎
    - 最常见于少关节型疾病，但也发生于早期风湿性关节炎（ERA）、幼年附着点炎性反应相关的关节炎和未能鉴别的 JIA
- 肝、脾及淋巴结肿大和发热
    - 全身性幼年特发性关节炎主要症状
- 皮疹
    - 见于全身性幼年特发性关节炎和幼年附着点炎性反应相关

表7.5 幼年特发性关节炎亚型和临床表现

亚型	临床表现	注释
少关节炎 （50%）	6个月内1～4个关节受累； 低龄女孩常见（0～3岁） ANA和/或HLA-DR5（50%）阳性	常合并葡萄膜炎。越少的关节受累，则预后良好；关节炎进展，则预后差
持续型	在下肢非对称发病（膝和踝关节） 无全身症状且RF阴性	
进展型	占该亚型患者的25%～30% 病程6个月后仍有进展性的多关节炎	
多关节炎 （35%）	6个月内5个以上关节受累；	预后不良，常持续至成年
RF阴性 　（90%）	女孩常见，对称性，可累及四肢任何关节； 颈椎受累（需要手术融合颈椎） 颞下颌关节（下颌发育不良、下颚内陷）	
RF阳性 　（10%）	大龄女孩（＞8岁） 发病过程类似类风湿关节（如手和腕） 关节受侵蚀、破坏，结节形成及全身反应 与HLA-DR4相关	
全身性关节炎 （10%）	关节炎合并发热超过2周（Still病） 低龄女孩和男孩 间歇性发热（＞2周）伴斑丘疹、关节炎、淋巴结肿大、肌痛、肝脾大、心包炎、贫血和胸膜炎 炎性指标升高和血小板增多症	
其他类型 （5%）		
银屑病性 　关节炎	关节炎（较少关节受累但破坏重）伴银屑病或关节炎伴银屑病家族史及指（趾）甲凹陷或指（趾）头炎 儿童表现与成人相似	可并发葡萄膜炎
肌腱止点 　关节炎	大龄男孩，下肢非对称起病 关节炎和肌腱止点炎或关节炎加以下相关指标中的2个：骶髂炎，HLA-B27阳性（75%），前葡萄膜炎和脊柱关节炎、葡萄膜炎或炎症性肠道病家族史	在成年期进展为强直性脊柱炎

　的关节炎
- 胸膜积液或心包积液
  - 见于全身性幼年特发性关节炎
- 骨骺早闭导致的肢体不等长
  - 见于所有类型的炎症性关节炎
- 淀粉样变性
- 生长迟缓（由于皮质类固醇治疗）
- 骨质疏松。

辅助检查
- 血常规：正常细胞性贫血、血小板增多、ESR 和 CRP 升高（尤其是全身性 JIA 和多关节性 JIA）
- 免疫学：CCP 和 RF 阴性（类风湿关节炎类型除外），ANA 阳性多见于少关节型和多关节型 JIA
- 滑液：无菌，浑浊，白细胞计数升高，黏度低
- 影像学：疾病进展期的 X 线表现为病变滑膜关节侵蚀样变；病变关节骨骺闭合；早期类风湿关节炎亚型的 MRI 表现为骶髂关节炎。

治疗
少关节型
非甾体抗炎药治疗对大部分的病例可缓解症状，但没有对因治疗的效果。关节内皮质类固醇治疗可诱导关节炎获得较长期的缓解，尤其是在少关节疾病中。对非甾体抗炎药和关节内皮质类固醇治疗效果不佳的患者，甲氨蝶呤 [15 mg/(kg · m^2)] 作为二线药物使用。柳氮磺胺吡啶在少关节疾病中也有作用，但常出现药物不良反应，抗肿瘤坏死因子药物常用于对甲氨蝶呤无反应的患者。阿巴西普用于对肿瘤坏死因子抑制剂无效的患者。

全身性幼年特发性关节炎
一线治疗是非甾体抗炎药和关节内皮质类固醇。疗效不佳的患者

过去通常会使用全身性皮质类固醇，但阿那白滞素、卡那单抗和托珠单抗等生物制剂均被发现有效，同时也被更频繁地使用。

葡萄膜炎

建议转诊眼科治疗。一线治疗药物是局部皮质类固醇滴眼液和散瞳滴眼液。无效果的患者可使用甲氨蝶呤或抗肿瘤坏死因子治疗。

非药物治疗

- 患者教育和关节保护
- 夹板、辅助器械和家庭协助
- 急性发作时休息
- 理疗促进关节运动，保持肌肉力量。

外科手术

手术对于有关节或肌腱机械损伤者有重要作用，而对最佳药物治疗有效时则不宜采用。包括：

- 关节置换术
- 肌腱修复术
- 滑膜切除术。

预后

约 50% 的患者病情缓解，但 50% 的患者在成年后患有持续性炎症性疾病。不良的预后包括：

- 多关节病变
- 全身性病变。

💡 **重要提示**

幼年特发性关节炎

多学科疗法在治疗幼年特发性关节炎中至关重要，需要包括内科医生、外科医生、专科护士、理疗师、职业治疗师和临床心理医师的参与。

（苏 伟 译）

章节纲要

疼痛管理	骨病药物
皮质类固醇	高尿酸血症和痛风
改善疾病的抗风湿药	抗凝血药
生物抗风湿药	

我们建议开处方时首先参考《英国国家处方集》(British National Formulary, BNF) 或对等的处方集。其中一些药物将被用于社区和其他领域。本章主要详细讲解骨科和风湿病疾病的常用药物。

本章中的大多数药物表最初来自 *Clinical Practice Series : Arthritis, Churchill Livingstone, 2004, Panayi and Dickson, ISBN 9780443074677*, 并经 John Dickson 博士许可更新。

疼痛管理

疼痛管理是手术或药物治疗的重要组成部分。WHO 的疼痛管理等级见图 8.1。常用疼痛控制药物总结于表 8.1～ 表 8.4。

对乙酰氨基酚

对乙酰氨基酚（扑热息痛）是一种广泛用于轻度至中度疼痛的镇痛药，是骨关节炎的首选镇痛药。对乙酰氨基酚可单独使用或与 NSAID、阿片类药物或其他镇痛药物联合使用。

阿片类药物

阿片类药物是一类强效镇痛药，可作用于中枢神经系统和周围

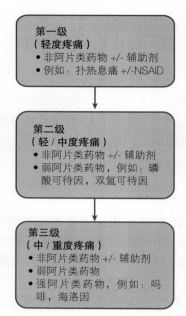

图 8.1 应用上述逐级方案处方镇痛药物，辅助疗法包括夹板、针灸、物理疗法、职业疗法和临床心理学方法 (Adapted from the WHO Pain Relief Ladder, available at: http://www.who.int/cancer/palliative/painladder/en/.)

表8.1 对乙酰氨基酚（扑热息痛）

适应证	轻度至中度疼痛 发热
作用机制	可减少CNS中前列腺素的合成 在控制炎性疼痛方面疗效不如NSAIDs 老年患者应用时出现胃肠道不适、心血管疾病或肾功能损害概率较低
副作用	皮疹（罕见）、血液系统疾病（罕见） 过量使用致肝衰竭
禁忌证	无绝对禁忌证 慎用于有肝或肾损害的患者
推荐剂量	每4～6小时0.5～1 g，24 h最大剂量4 g
用药途径	口服、直肠给药、静脉注射

表8.2　阿片类药物

举例	可待因
	双氢可待因
	曲马多
	羟考酮
	芬太尼
	Targinact（羟考酮和纳洛酮）*
适应证	中度至重度疼痛
作用机制	在突出前神经元与阿片类受体结合抑制疼痛
副作用	恶心和呕吐
	便秘，口干
	嗜睡和呼吸抑制
	低血压
	谵妄，老年人更易发生
禁忌证	呼吸抑制、头部损伤伴有意识障碍、肠梗阻
注意事项	饮酒过量、肝肾功能不全、老人、孕妇（新生儿呼吸抑制）、母乳喂养患者慎用
推荐剂量	取决于剂量和适应证，参见BNF
用药途径	口服、直肠给药、肌注、静脉注射、皮下注射、透皮给药

* 与单独的羟考酮相比，便秘概率较小

神经系统。阿片类药物的镇痛作用主要是通过与 μ- 阿片类受体的结合来介导，另外还有两种受体亚型（ κ 和 δ ）。阿片类药物具有许多不良作用，这些作用也由相同的途径介导，包括便秘、恶心、呕吐、嗜睡、瘙痒、头晕和呼吸抑制。也可能出现依赖性和耐受性。

阿片类药物的毒性作用：

- 镇静
- 针状瞳孔
- 呼吸减慢或发绀
- 肌阵挛性抽搐
- 谵妄或躁动
- 出现梦魇或幻觉。

表8.3 **非甾体抗炎药**

举例	布洛芬 双氯芬酸 萘普生 塞来昔布（COX-2选择性） 艾托考昔（COX-2选择性）
适应证	炎性关节炎（类风湿性，强直性脊柱炎，银屑病性关节炎） 骨性关节炎 骨转移 围术期疼痛 发热
作用机制	环氧酶（图8.2）受到抑制导致前列腺素产生减少，从而抑制炎症和减轻疼痛。非选择性NSAID同时抑制COX-1，这对保护胃肠黏膜很重要
副作用	胃肠道不适和消化性溃疡（COX-2选择性药物发生概率低）；肾功能损害；液体潴留；高血压；心肌梗死和卒中风险增加，皮疹，支气管痉挛 可能对骨愈合也有抑制作用
禁忌证	肾功能不全、心血管疾病、心力衰竭、出血性疾病、消化性溃疡
注意事项	哮喘、炎症性肠病、怀孕、哺乳期和老年人慎用
推荐剂量	布洛芬：200～800 mg tid，每日最大剂量2.4 g 双氯芬酸：50 mg tid，每日最大剂量150 mg 塞来昔布：100 mg bid，每日最大剂量400 mg 萘普生：500 mg tid，最大每日1500 mg 艾托考昔：每日60 mg，每日最大剂量120 mg
用药途径	布洛芬：口服，外用 双氯芬酸：口服、直肠、肌注、静脉注射，外用 萘普生：口服 塞来昔布：口服 艾托考昔：口服

阿片类药物引起的恶心和呕吐可通过止吐药如丙氯拉嗪、昂丹司琼或甲氧氯普胺来控制。其引起的便秘可通过复方制剂如晚上服用 7.5～15 mg 番泻叶来控制，也可采用含有羟考酮和纳洛酮的复合药物（Targinact）防止便秘，机制在于纳洛酮可阻断肠道中的阿片受体。

复方镇痛药

这类药物是扑热息痛和一种弱阿片类药物如可待因或双氢可待因的固定剂量组合。它们通常用于扑热息痛止痛效果不佳的中度疼痛和对 NSAID 有禁忌的患者；另外，它们可与 NSAID 联合使用。常用的制剂包括：

- 可待因 - 扑热息痛：8 mg、15 mg 或 30 mg 可待因和 500 mg 扑热息痛。常用剂量是每 6 小时 2 片，每天最多 8 片
- 双氢可待因 - 扑热息痛：10 mg、20 mg 或 30 mg 双氢可待因和 500 mg 扑热息痛。常用剂量是每 6 小时 2 片，每天最多 8 片。

副作用、禁忌证及注意事项参考扑热息痛和阿片类药物。

非甾体抗炎药

非甾体抗炎药（NSAIDs）抑制负责在各种组织中产生前列腺素的环加氧酶（COX）。COX-1 在胃黏膜、肾和血小板中是结构型表达。相反，COX-2 不是结构型表达，而是在炎症或损伤时表达增加（图 8.2）。非选择性 NSAID 如布洛芬和萘普生可同等地抑制这两种类型，而塞来昔布和艾托考昔优先抑制 COX-2。与非选择性 NSAIDs 相比，选择性 COX-2 非甾体消炎药引起胃肠道副作用概率较低。所有 NSAIDs 都与心血管疾病风险增加有关，可能是因为它们对血小板的影响以及导致液体潴留和血压升高有关。

- NSAIDs 是治疗炎症性疼痛、骨关节炎和术后疼痛的有效药物
- 局部应用 NSAIDs 具有良好的安全性，对软组织风湿病和骨关节炎患者疗效较好
- NSAIDs 禁用于心血管病和心力衰竭患者以及有消化性溃疡或胃肠道出血史的患者
- 在老年人和肾功能不全患者中应特别谨慎使用 NSAIDs。

由于 NSAIDs 引发胃肠道事件的风险，英国国家卫生和临床卓越研究所（NICE）建议质子泵抑制剂（如奥美拉唑）应与 NSAIDs 共同使用（包括 COX2 选择性 NSAIDs）。需要注意的是消化道溃疡患者可能没有消化不良的症状。

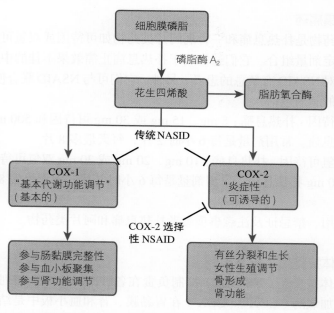

图 8.2 COX 是一种将花生四烯酸转化为前列腺素的酶，NSAID 可抑制这种转化 [Adapted from Davidson's Principles and Practice of Medicine 22nd Edition (with permission)]

NSAIDs 引起的胃肠道不良反应的风险因素包括：
- 年龄 >60 岁
- 具有胃溃疡病史
- 伴随皮质类固醇治疗。

治疗神经性疼痛的药物

有几种药物可用于治疗神经通路损伤或功能障碍引起的疼痛。例如复杂的局部疼痛综合征、纤维肌痛和慢性疼痛综合征。它们包括抗癫痫药，如加巴喷丁；选择性 5- 羟色胺再摄取抑制剂（SSRIs），如氟西汀；5- 羟色胺 / 去甲肾上腺素再摄取抑制剂（SNRIs），如度洛西汀；抗抑郁药如阿米替林，低剂量具有 SNRI/SSRI 特性（表 8.4）。

表8.4　治疗神经性疼痛的药物

举例	阿米替林 氟西汀 度洛西汀 加巴喷丁
适应证	神经性疼痛 慢性局部疼痛综合征 纤维肌痛
作用机制	阿米替林和度洛西汀：抑制突触前神经元对5-羟色胺/去甲肾上腺素的再摄取 氟西汀：抑制突触前神经元对5-羟色胺的再摄取 加巴喷丁：抑制突触后神经元上电压依赖性钙通道的α_2-δ亚基
副作用	阿米替林和度洛西汀：嗜睡、精神错乱、口干、尿潴留、体重增加、体位性低血压 氟西汀：恶性、头晕、口干、性功能障碍（选择性5-羟色胺再摄取抑制剂） 加巴喷丁：头晕、嗜睡、水肿、步态不稳
禁忌证	阿米替林：心律失常、近期心肌梗死、卟啉病、轻度躁狂 氟西汀：轻度躁狂 度洛西汀：重症肌无力、膀胱流出道梗阻、胃肠道阻塞、肠道张力减退、严重溃疡性结肠炎 加巴喷丁：头晕、嗜睡、水肿、步态不稳
注意事项	所有药物：老年人、癫痫、心脏病、心律失常、糖尿病、青光眼，详细信息请参阅BNF
推荐用法	阿米替林：10～75 mg，晚上服用 氟西汀：每日20～60 mg 加巴喷丁：300～1200 mg tid 度洛西汀：每日60～120 mg
用药途径	阿米替林：口服 氟西汀：口服 加巴喷丁：口服 度洛西汀：口服

> **重要提示**
>
> **疼痛管理**
>
> WHO疼痛阶梯是确定镇痛方案时的一个重要参考工具，同时镇痛的累积效应很重要。但是，阶梯治疗更适合急性而非慢性疼痛的治疗，这可能需要专业指导。当紧急评估一位意识水平和呼吸频率降低的患者需要用药时，需要考虑阿片类药物的毒性。短效阿片拮抗剂纳洛酮可用于逆转毒性。对于老年患者，合并肾疾病、已知消化性溃疡或存在骨折愈合相关问题的患者，应尽可能避免使用NSAIDs。

皮质类固醇

皮质类固醇具有强大的抗炎和免疫抑制功能，并广泛应用于治疗炎症性风湿性疾病。如 SLE、RA、血管炎和风湿性多肌痛。局部类固醇注射有助于软组织疾病的治疗（例如网球肘、高尔夫球肘、肩峰撞击症）。关节内类固醇注射在炎性关节炎和骨关节炎的治疗中有一定作用。详见表 8.5.

- 高剂量的类固醇有助于减轻 GCA、系统性血管炎和 SLE 的症状
- 低剂量类固醇有助于缓解血管炎、SLE 和 RA 的症状。在这种情况下，剂量应尽可能低，以维持对疾病的控制
- 当泼尼松龙维持剂量不能减少到每天 10 mg 以下时，除了类固醇外，应考虑使用类固醇保留剂，如硫唑嘌呤或甲氨蝶呤。
- 长期使用皮质类固醇可导致各种并发症，包括糖尿病、高血压和骨质疏松症。这些患者应考虑预防骨质疏松症（参考后文"骨病药物"）。

> **重要提示**
>
> **皮质类固醇**
>
> 长期应用皮质类固醇的患者在有合并疾病或需要手术时可能需要增加维持剂量。需要提醒接受类固醇关节腔注射的患者，可能出现类固醇危象，这可能导致48小时内疼痛加重。

表8.5 皮质类固醇

举例	泼尼松龙 甲泼尼龙 氢化可的松
适应证	炎性关节炎 SLE、血管炎、多发性肌炎和皮肌炎 巨细胞动脉炎（GCA）/风湿性多肌痛（PMR）
作用机制	多方面，包括白细胞凋亡
副作用	高血压、体重增加、体液潴留、易擦伤、皮肤变薄、骨质疏松症、骨坏死、情绪改变、消化性溃疡、急性胰腺炎、Cushing综合征、糖尿病、肌病、生长迟缓（儿童）
禁忌证	感染活动期
注意事项	肝肾功能不全、心力衰竭、消化性溃疡、急性胰腺炎、Cushing综合征、糖尿病、高血压、骨质疏松症、避免接种活疫苗、怀孕、哺乳（可在专业人员监督下使用）
推荐用量	取决于适应证和用药途径（参见BNF）
用药途径	泼尼松龙：口服、肌内注射 甲泼尼龙：肌肉、静脉注射、关节腔注射 氢化可的松：口服、肌内注射、静脉注射 氢化可的松：关节内、软组织注射

改善病情的抗风湿药

改善病情的抗风湿药（DMARDs）是一组具有免疫调节作用的小分子药物的总称。表 8.6 ~ 表 8.14 总结了最常用药物的详细情况。此处未讨论的其他 DMARDs 包括硫代苯酸金钠、金诺芬和青霉胺。虽然这些药物在部分患者中是有效的，但是副作用比较常见，并且只有一小部分患者可以长期维持治疗。它们已经在很大程度上被另外的药物所取代，这些药物将在下面详细讨论。甲氨蝶呤通常被认为是治疗 RA 的核心 DMARDs，并且通常作为PsA 和其他血清阴性炎性关节病的首选。阿普斯特是磷酸二酯酶E4 的小分子抑制剂，最近已被许可用于治疗牛皮癣和 PsA。虽

表8.6 甲氨蝶呤

适应证	RA 血清阴性脊柱关节病 SLE 血管炎 GCA/PMR
作用机制	通过抑制二氢叶酸还原酶作用阻止DNA合成，从而引起免疫抑制
副作用	口腔溃疡、恶心、厌食症、脱发、肝肾功能异常、肝硬化、骨髓抑制、过敏、肺炎、感染风险增加
禁忌证	怀孕*（致畸）、母乳喂养（停止）、酒精过量、感染、免疫缺陷
注意事项	老年人、肝肾功能不全、腹水或胸腔积液
推荐剂量	每周5～25 mg 应用甲氨蝶呤后每周服用一次叶酸5 mg，以减少副作用
用药途径	口服、皮下注射

* 在男性和女性药物停止治疗 3 个月内，需要进行避孕

表8.7 硫唑嘌呤

适应证	SLE和血管炎 巨细胞性关节炎/PMR RA 血清阴性脊柱关节病
作用机制	是一种通过抑制DNA合成而引起免疫抑制的细胞毒素
不良反应	骨髓移植 肝肾功能异常 恶心、呕吐、腹泻、眩晕、头晕 间质性肾炎 感染风险增加 脱发
禁忌证	对硫唑嘌呤或巯嘌呤过敏者
注意事项	感染活动期 活疫苗 肝肾功能不全 怀孕、哺乳（可在专业人员监督下使用）需要谨慎使用
推荐剂量	每日1～2 mg/kg
用药途径	口服

第 8 章 治疗 337

然它在治疗中的机制有待确定，但已被证明对标准疗法治疗无反应的患者有效。早期使用 DMARDs 控制炎症的靶向理论已被证明可以改善 RA 的临床结果。

- 联合使用 DMARDs 经常用于治疗对单一药物没有充分疗效的 RA 患者
- 许多 DMARDs 的副作用包括骨髓抑制剂和肝肾功能异常，需要血液监测，并适当地减少剂量。

表8.8　环磷酰胺

适应证	SLE 系统性血管炎
作用机制	在DNA链之间形成一种交联的烷化剂，阻止细胞复制和分裂，从而引起免疫抑制
副作用	恶心、厌食、呕吐 骨髓抑制 心脏毒性 脱发 出血性膀胱炎 感染风险增加 无精子症 无排卵
禁忌证	出血性膀胱炎 急性卟啉病
注意事项	糖尿病、肝肾功能不全 怀孕*（致畸）、母乳喂养（停使用）
推荐剂量	口服：每月2 mg/kg 静脉注射：15 mg/kg，每3～4周一次，共6～8次
用药途径	口服、静脉注射

*接受环磷酰胺治疗的患者应服用美司钠，并建议服用大量液体以降低并发症的风险

表8.9 **柳氮磺胺吡啶**

适应证	RA
	血清阴性脊柱关节病
作用机制	尚未完全了解，但可清除促炎活性氧化物，并减少T细胞的活化
副作用	恶心、腹痛、体重减轻
	急性胰腺炎
	肝功能不全
	皮疹、系统性红斑狼疮
	骨髓抑制
	尿液变色（橙色）
	不孕（可逆）
禁忌证	对磺胺类药物过敏者
注意事项	肝或肾功能不全
	卟啉病
	怀孕、哺乳（可在专业人员监督下使用）
推荐剂量	500 mg/d，分剂量增加至3 g/d
用药途径	口服

表8.10 **羟氯喹**

适应证	RA
	SLE
作用机制	抑制溶菌酶的功能及抗原反应
副作用	长期使用致视网膜病变*
	恶心、呕吐、腹泻、体重减轻
	皮疹、头痛、皮肤和毛发变化/变色
	骨髓抑制
禁忌证	黄斑病
注意事项	老年人、视力受损
	肝或肾功能不全
	癫痫、重症肌无力、牛皮癣、卟啉病
	酒精过量
	怀孕（可在专业人员监督下使用）、母乳喂养（停用）
推荐剂量	200～400 mg/d（＜6.5 mg/kg）
用药途径	口服

* 在用药前进行视力检查，发现异常及时寻求眼科建议；治疗5年后视网膜病变的风险增加，因此应在5年后进行视力检查，之后每年检查一次

表8.11　**来氟米特**

适应证	**RA** 银屑病性关节炎
作用机制	特别是抑制淋巴细胞中的DNA合成，从而引起免疫抑制
副作用	恶心、呕吐、腹泻、体重减轻、高血压、头痛、腱鞘炎、脱发、皮疹、骨髓抑制、肝或肾功能不全、感染风险增加
禁忌证	感染 免疫缺陷
注意事项	肝或肾功能不全 怀孕*（致畸）、母乳喂养（停止）
推荐剂量	10 ~ 20 mg/d
用药途径	口服

* 在女性接受治疗期间和治疗后 2 年内，男性治疗期间和治疗后 3 个月内，需要避孕

表8.12　**环孢素**

适应证	**RA**
作用机制	抑制钙调磷酸酶——一种参与T细胞活化的细胞内信号分子
副作用	胃肠不适 恶性或难治性高血压 肾衰竭 牙龈增生 电解质紊乱 高血糖 高尿酸血症
禁忌证	肾功能不全 难以控制的高血压
注意事项	高血压 肝或肾功能不全 怀孕（可在仔细的风险-效益评估下使用）、母乳喂养（停用）
推荐剂量	每24 h 2.5 ~ 4 mg/kg
用药途径	口服

表8.13　**霉酚酸酯**

适应证	SLE 血管炎
作用机制	抑制淋巴细胞中的DNA合成
副作用	胃肠道不适 肾功能不全 牙龈增生 电解质紊乱 低丙种球蛋白血症 感染风险增加 支气管扩张
禁忌证	怀孕*（致畸）、母乳喂养（停用）
注意事项	老年人 胃肠道不适
推荐剂量	每天2~4 g
用药途径	口服

* 在女性和男性接受治疗期间及治疗后6周内，需要避孕

表8.14　**磷酸酯酶E4抑制剂**

举例	阿普斯特
适应证	银屑病关节炎（PsA）
作用机制	抑制白细胞中的磷酸脂酶D4，其抑制促炎细胞因子的产生以减少炎症
副作用	胃肠道不适 感染风险增加 体重减轻 抑郁
禁忌证	对药物或赋形剂过敏
注意事项	怀孕（无资料）、哺乳期（不建议） 肾功能损害 抑郁史
推荐剂量	每天2次，每次30 mg
用药途径	口服

生物抗风湿药

生物抗风湿药物用于治疗对 DMARDs 疗效不佳的炎性风湿性疾病。详情见表 8.15 ~ 表 8.18。这些药物中的大多数是针对特定细胞因子或细胞表面受体的单克隆抗体（图 8.3）。它们具有强大的免疫调节作用。虽然治疗非常有效，但会增加严重感染和某些恶性肿瘤发生的风险。

💡 **重要提示**

DMARDs 和生物抗风湿药

DMARDs和生物抗风湿药在RA和其他炎性关节炎疾病的治疗中发挥着核心作用，有证据表明它们有利于改变疾病的预后。生物治疗通常在术前停止，因为有证据表明持续治疗会增加感染风险。定期监测全血细胞计数和肝肾功能对于许多DMARDs使用者来说非常重要，目的是筛查可能发生的不良反应。

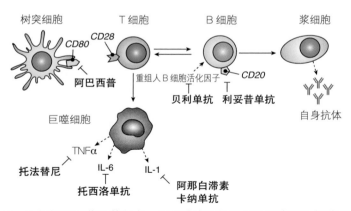

图 8.3　生物抗风湿药及其靶点。用于治疗炎性风湿性疾病的生物药物靶向炎性细胞因子或受体（TNF-α、IL-6、IL-1）、B 细胞生长因子 BAFF、表面标志物 CD20，或中断 T 细胞活化所必需的 CD28-CD80 间的相互作用

表8.15　抗TNF治疗

举例	英夫利昔单抗 阿达木单抗 赛妥珠单抗 高利单抗 依那西普*
适应证	**RA** 银屑病关节炎 强直性关节炎
作用机制	阻断促炎细胞因子TNF-α的作用从而减少炎症
副作用	胃肠道不适 心力衰竭 感染风险增加 结核病再发 过敏反应 注射部位反应 皮肤癌风险增加
禁忌证	感染活动期 心力衰竭 恶性脱髓鞘疾病 怀孕（无资料）+ 母乳喂养（停止）
注意事项	感染史
推荐剂量	取决于准备情况，参见BNF
用药途径	静脉、皮下注射

* 依那西普是 TNF-α 的诱饵受体，其他药物是 TNF-α 的单克隆抗体
+ 在 TNFi 治疗期间和之后建议避孕，取决于准备情况，有关详细信息请参阅 BNF

表8.16　抗B细胞治疗

举例	利妥昔单抗 贝利单抗
适应证	RA（利妥昔单抗） ANCA阳性血管炎（利妥昔单抗） SLE（贝利单抗）
作用机制	利妥昔单抗：在B细胞上表达的CD20单克隆抗体，导致补体介导的B细胞破坏。 贝利单抗：阻断B淋巴细胞刺激物的作用，抑制B细胞的存活和功能
副作用	胃肠道不适 感染风险增加、输液反应 进行性多灶性白质脑病（利妥昔单抗） 白细胞减少症
禁忌证	感染活动期 心力衰竭、恶性肿瘤 怀孕/母乳喂养（停止）
注意事项	感染史
推荐剂量	取决于准备情况，参见BNF
用药途径	静脉注射

* 男性和女性在治疗期间和治疗后都需要避孕

表8.17　抗IL-6治疗

举例	托珠单抗
适应证	RA
作用机制	阻断IL-6与受体结合，从而减少炎症
副作用	胃肠道不适、口腔溃疡 感染风险增加、输液反应 肝或肾功能异常 中性粒细胞减少症、血小板减少症 高胆固醇血症、憩室炎
禁忌证	感染活动期 怀孕*/母乳喂养（停止）
注意事项	感染史
推荐剂量	8 mg/kg，每月1次
用药途径	静脉、皮下注射

* 在女性接受治疗的前后 3 个月，需要避孕

表8.18　抗IL-1治疗

举例	阿那白滞素* 卡那单抗*
适应证	RA；成人Still病；家族热综合征（阿那白滞素） 家族热综合征；全身性幼年特发性关节炎，急性痛风（卡那单抗）
作用机制	抑制IL-1信号传导从而抑制炎症
副作用	注射部位反应 头痛 感染风险增加 输液反应
禁忌证	中性粒细胞减少症 怀孕（避免）、母乳喂养（停用）
注意事项	感染史；哮喘（感染风险）
推荐剂量	阿那白滞素：100 mg/d 卡那单抗：40 kg以上成人，每8周150 mg
用药途径	皮下注射

* 阿那白滞素是 IL-1 受体的拮抗剂，而卡那单抗是 IL-1 的单克隆抗体

骨病药物

用于治疗骨疾病的药物可以细分为抑制破骨细胞活性的药物（抗吸收药物）和刺激骨形成的药物（合成代谢药物）。钙和维生素 D 补充剂被广泛用作其他骨病治疗的辅助手段，但也可经常用作饮食不良且有维生素 D 缺乏风险的老年患者的独立治疗。详情见表 8.19 ~ 表 8.27。

 重要提示

骨病治疗

抗骨质疏松症治疗可以减少但不能完全防止骨折发生。如果患者在治疗时发生骨折，除非有BMD检测证明抗骨质疏松药物不起作用，应检查用药的依从性并继续治疗。病理性非典型股骨骨折是双磷酸盐和其他抗吸收药物长期治疗的罕见并发症。激素替代治疗对于患有骨质疏松症的年轻女子来说是一种有用的选择，但是对于长期治疗和超过60岁的患者不良反应会增加。

表8.19　**双膦酸盐**

举例	阿仑膦酸盐 利塞膦酸盐 伊班膦酸盐 唑来膦酸盐 帕米膦酸盐
适应证	骨质疏松 Paget病 转移性骨病 癌症相关的高钙血症
作用机制	抑制破骨细胞性骨吸收
副作用	消化不良、胃灼热性腹痛、食管溃疡 骨痛 低钙血症（静脉注射） 肾功能不全 非典型性股骨骨折 房颤（唑来膦酸） 颌骨坏死（剂量相关）
禁忌证	吞咽困难、食管狭窄、贲门失弛缓症 肾功能损害 低钙血症
注意事项	Barrett食管 近期胃肠道溃疡或出血 怀孕（治疗时避免）、母乳喂养（无资料）
推荐剂量	取决于药物及适应证，参见BNF
用药途径	口服（禁食）：服药后至少等待30分钟再进食或服用其他药物 静脉注射

表8.20 RANKL抑制剂

举例	地诺单抗
适应证	骨质疏松症 转移性骨病
作用机制	阻断RANKL的单克隆抗体，抑制破骨细胞性骨吸收
副作用	低钙血症 非典型性股骨骨折 颌骨坏死 丹毒
禁忌证	低钙血症
注意事项	怀孕（避免在治疗期间）、母乳喂养（无资料）
推荐剂量	骨质疏松症：每6个月60 mg 转移性骨病：每个月120 mg
用药途径	皮下注射

表8.21 甲状旁腺激素

举例	特立帕肽
适应证	骨质疏松症
作用机制	刺激骨转换：骨形成超过骨吸收，增加骨量
副作用	肌肉痉挛 头痛 胃肠道不适 头晕 呼吸困难 高钙血症（通常可以继续治疗）
禁忌证	骨骼恶性肿瘤 Paget病以前接受过放疗 高钙血症 肾功能损害 碱性磷酸酶不明原因的升高
注意事项	怀孕（避免）、母乳喂养（避免）
推荐剂量	20 μg/d，2年
用药途径	皮下注射

表8.22 雷尼酸锶

适应证	骨质疏松症
作用机制	未完全了解。抑制骨转换,替代羟基磷灰石中的钙
副作用	上腹部不适和腹泻 头痛 皮疹 过敏反应 VTE和心血管疾病风险增加
禁忌证	心血管疾病、肾功能损害
注意事项	VTE病史
推荐剂量	2 g/d
用药途径	口服(服药2小时后方可进食)

表8.23 激素替代疗法

举例	Prempak C(结合雌激素和甲基炔诺酮) Kliovance(雌二醇和炔诺酮) Estraderm MR(雌二醇)
适应证	骨质疏松症,治疗更年期症状
作用机制	抑制雌激素缺乏引起的骨转换
副作用	液体潴留、体重增加、头痛、月经出血 静脉血栓栓塞风险增加 长期使用乳腺癌和子宫内膜癌、卒中、心血管疾病风险增加
禁忌证	激素依赖性癌症、VTE病史
注意事项	偏头痛 VTE 肝病 怀孕、母乳喂养
推荐剂量	取决于药物,参见BNF
用药途径	口服、透皮

表8.24 **选择性雌激素受体调节剂**

举例	雷洛昔芬 替勃龙
适应证	骨质疏松症 血管舒缩症状（替勃龙）
作用机制	雷洛昔芬：选择性雌激素受体调节剂，在骨和子宫内膜中作为一种雌激素受体激动剂，但在乳腺和血管组织中是一种拮抗剂 替勃龙：雌激素、雄激素和孕激素受体的部分激动剂
副作用	雷洛昔芬：潮热、腿抽筋、液体潴留、VTE风险增加 替勃龙：胃肠道不适、月经出血、多毛症、体重增加、液体潴留
禁忌证	静脉血栓栓塞、子宫内膜癌（雷洛昔芬） 脑血管疾病（替勃龙）
注意事项	乳腺癌*、子宫内膜癌 VTE危险因素（雷洛昔芬） 肝病、肾病 怀孕（不建议）、母乳喂养（停用）
推荐剂量	雷洛昔芬：60 mg/d 替勃龙：2.5 mg/d
用药途径	口服

* 虽然这是谨慎事项，但临床试验数据显示，长期使用雷洛昔芬可显著降低患乳腺癌的风险

表8.25 **降钙素**

适应证	Paget病
	高钙血症
作用机制	破骨细胞抑制剂
副作用	胃肠道不适
	潮热
	头痛
	头晕
	过敏反应
	恶性肿瘤风险增加
禁忌证	低钙血症
注意事项	过敏
	肾功能损害
	心力衰竭
	怀孕（避免）、母乳喂养（停用）
推荐剂量	每天3次，每次100 U（高钙血症）
	每周3次，每次50～100 U（Paget病）
用药途径	皮下注射

表8.26 **钙和维生素D**

举例	Adcal D$_3$（胆钙化醇和钙）
	Calcichew D$_3$（胆钙化醇和钙）
	Calfovit D$_3$（胆钙化醇和钙）
适应证	膳食钙和维生素D缺乏
	维生素D缺乏
	骨软化症
作用机制	纠正饮食不足
	纠正继发性甲状旁腺功能亢进症
副作用	胃肠道不适
	便秘
禁忌证	高钙血症
注意事项	肾结石
推荐剂量	Adcal D$_3$和Calcichew D$_3$：1～2包/天
	Calfovit D$_3$：1～2包/天
用药途径	口服

表8.27　维生素D

举例	Fultium D$_3$（胆钙化醇） Invita D$_3$（胆钙化醇） Alfacalcidol（骨化二醇） Rocaltrol（骨化三醇）
适应证	维生素D缺乏症 骨软化症 肾性骨营养不良 甲状旁腺功能减退症（阿法骨化醇、罗钙全）
作用机制	增加肠道钙的吸收
副作用	高钙血症
禁忌证	高钙血症
注意事项	肾结石、结节病
推荐剂量	Fultium D$_3$：800～1600U/d Invita D$_3$：每月25 000U 阿尔法骨化醇：0.5～4 mcg/d 骨化三醇：0.25～2 mcg/d
用药途径	口服

高尿酸血症和痛风

用于治疗痛风的药物可以细分为用于治疗急性发作的药物和用于控制高尿酸血症以预防发作的药物。详见表 8.28～表 8.30。

治疗急性发作：

- 一线用药：秋水仙碱 500 μg 每日 2～3 次，或口服 NSAIDs
- 二线用药：口服泼尼松龙每日 15～20 mg，连续 3～5 天，或关节内注射甲泼尼龙
- 应鼓励多摄入液体。

长期控制高尿酸血症：

- 别嘌呤醇每日 100 mg，逐渐增加至每日 900 mg，直至血尿酸＜360 μmol/L
- 非布索坦每日 60 mg，增加至每日 120 mg，以减少和维持血尿

酸 <360 μmol/L
- 通常在降血尿酸的前 6 个月内给予秋水仙碱或 NSAIDs，以降低急性发作的风险
- 减少酒精摄入量，减轻体重，避免富含嘌呤的食物。

表8.28　秋水仙碱

适应证	急性痛风 急性假痛风（未经许可） 家族地中海热（未经许可） 贝格综合征（未经许可）
作用机制	抑制白细胞中的微管形成，进而抑制炎症通路的激活
副作用	恶心、呕吐、腹泻、胃肠道出血 骨髓抑制 肾或肝功能不全
禁忌证	血液疾病
注意事项	老年人 肾、肝或心脏损害 怀孕（避免）、母乳喂养（不推荐）
推荐剂量	急性痛风和假痛风：每天2~3次，每次500 μg，持续3~4天 家族地中海热和贝格综合征需长期治疗
用药途径	口服

表8.29　别嘌呤醇

适应证	有高尿酸血症的痛风患者
作用机制	抑制黄嘌呤氧化酶，从而减少尿酸的产生
副作用	急性痛风 皮疹、过敏、胃肠道不适 头痛、高血压 具有潜在毒性作用的肝功能损害 骨髓抑制
禁忌证	无
注意事项	急性痛风 肾或肝损害 怀孕（仅在必要时使用）、母乳喂养（慎用）
推荐剂量	100~900 mg/d
用药途径	口服

表8.30　**非布索坦**

适应证	有高尿酸血症的痛风患者
作用机制	抑制黄嘌呤氧化酶，从而减少尿酸的产生
副作用	急性痛风 皮疹、胃肠道不适 肝肾功能异常 头痛 水肿
禁忌证	无
注意事项	急性痛风 肾或肝损害 心血管疾病 怀孕（仅在必要时使用）、母乳喂养（停用）
推荐剂量	60 ~ 120 mg/d
用药途径	口服

 重要提示

高尿酸血症和痛风

开始降尿酸治疗时，会增加急性痛风发作的风险。通过缓慢增加别嘌呤醇的剂量和预防性使用秋水仙碱或NSAIDs可以降低这种风险。如果发生急性痛风，不应停止降尿酸治疗，应继续治疗并治疗急性发作。

抗凝血药

作为活化因子X的竞争性抑制剂，骨科和风湿病中最常见的抗凝血剂是阿司匹林、华法林、肝素和新型口服抗凝血剂（novel oral anticoagulants，NOAC）。详见表 8.31 ~ 表 8.34。

表8.31 **阿司匹林**

适应证	心血管疾病的二级预防 预防DVT和静脉血栓栓塞（VTE） 发热、疼痛
作用机制	不可逆灭活COX酶（主要是COX-1），抑制血栓素和前列腺 素的产生，阻止血小板聚集
副作用	胃肠不适、消化性溃疡和出血 支气管炎
禁忌证	对阿司匹林和NSAIDs过敏 脑出血 出血性疾病 母乳喂养 活动性PUD
注意事项	老年人 哮喘 难以控制的高血压 肝或肾功能损害 怀孕 药物相互作用 G6PD缺乏症 其他抗凝剂
推荐剂量	每天一次，每次75 mg 每天一次，每次150 mg（用于预防VTE）
用药途径	口服

表8.32　华法林

适应证	心房颤动（预防卒中） DVT和VTE的预防与治疗 人工心脏瓣膜置换术后 抗磷脂综合征（预防血栓形成）
作用机制	抑制维生素$K_{2,3}$-环氧化物还原酶，从而抑制肝维生素K的产生，限制凝血因子的产生
副作用	出血 胃肠道不适 黄疸 肝功能不全 胰腺炎 脱发 紫癜/皮疹
禁忌证	怀孕、出血、卒中、活动性消化性溃疡、活动性出血
注意事项	出血性疾病史 肝或肾功能损害 母乳喂养 老年人跌倒的风险增加 药物相互作用 其他抗凝剂
推荐剂量	开始治疗时采用负荷剂量 由INR值决定维持剂量 目标INR值依据适应证决定
用药途径	口服

表8.33　肝素

举例	达肝素（LMWH） 依诺肝素（LMWH） 肝素钠（未分级）*
适应证	预防和治疗DVT和VTE 心肌梗死 体外循环手术 血液透析 围术期高出血风险患者的抗凝治疗
作用机制	与凝血酶Ⅲ结合，显著抑制凝血因子Ⅹa
副作用	出血 胃肠道不适 肝素诱导性血小板减少症 骨质疏松症（LMWH风险较低） 脱发 注射部位有刺激性
禁忌证	血小板减少症包括肝素诱导性血小板减少 脑出血 难以控制的高血压 活动性PUD 出血性疾病包括活动性出血 过敏反应 高风险的大出血
注意事项	出血性病史 肝或肾损害 老年人 药物相互作用 其他抗凝剂
推荐剂量	取决于适应证，参见BNF
用药途径	静脉、皮下注射

* 需要定期监测 APTT

表8.34　**新型口服抗凝血剂**

举例	利伐沙班 阿哌沙班
适应证	预防和治疗VTE 心房颤动
作用机制	结合并直接抑制活化因子 X
副作用	出血 胃肠道不适 低血压 头晕、头痛 肾功能损害 瘙痒、皮疹 血管性水肿或黄疸（罕见）
禁忌证	怀孕 母乳喂养 伴有凝血功能障碍的肝病 出血性疾病包括活动性出血 高风险的大出血
注意事项	出血性疾病史 肝或肾功能损害 重度高血压 血管性视网膜病变 老年人跌倒的风险增加 其他抗凝剂 麻醉术后留置体内的硬膜外导管 支气管扩张
推荐剂量	取决于适应证，可以查询药物处方集
用药途径	口服

对于因其他疾病（例如心房颤动）而服用抗凝剂的患者，围术期需要对抗凝剂进行调整。服用抗凝剂预防血栓栓塞性疾病的患者，围术期需要调整抗凝剂及其剂量。抗凝剂还用于预防和控制静脉血栓栓塞。华法林治疗的国际标准化比率（INR）范围由适应证确定。通常低分子量肝素（LMWH）在日常实践中是优先选择的，而普通肝素用于具有高出血风险的患者，可以通过停药停止抗凝血作用。已发现几种新型口服抗凝血剂可有效预防术后深

静脉血栓形成（DVT），并且它们具有不需要监测的优点。

　重要提示

抗凝血剂

对于接受择期手术的患者，华法林通常在手术前5天停用。创伤患者在急性环境中可能需要维生素K。肝素（LMWH或普通肝素，如果需要）可以在围术期使用，直至华法林重新开始在治疗范围内使用。LMWH不会增加活化部分凝血时间（APTT），但普通肝素会增加。患者应在术后重新接受华法林治疗，其时间取决于手术和术后病程，通常可在术后48小时内完成，期间继续桥接肝素直至INR在治疗范围内。

（赵　鑫　译）

参考书目和延伸阅读

Adebajo A. ABC of Rheumatology. 3rd ed. Wiley–Blackwell: BMJ Books; 2009.

American College of Surgeons Committee on Trauma. ATLS Student Manual. 9th ed. Chicago: American College of Surgeons; 2012.

Ballinger A, Patchett S. Essentials of Kumar and Clark's Clinical Medicine. 5th ed. Saunders; 2011.

British National Formulary: Current Edition

Chalmers C, Parchment-Smith C. MRCS Part A: Essential Revision Notes Book 1 and Book 2. 1st ed. PasTest; 2012.

Chatu S. The Hands-on Guide to Clinical Pharmacology. 3rd ed. Wiley–Blackwell; 2010.

Collier J, Longmore M, Amarakone K. Oxford Handbook of Clinical Specialties. 9th ed. Oxford: Oxford University Press; 2013.

Dandy DJ, Edwards DJ. Essential Orthopaedics and Trauma. 5th ed. Elsevier: Churchill Livingstone; 2009.

Davey P. Medicine at a Glance. 4th ed. Wiley–Blackwell; 2014.

Douglas G, Nicol F, Robertson C. MacLeod's Clinical Examination. 13th ed. Elsevier: Churchill Livingstone; 2013.

Drake R, Vogl W, Mitchell A. Gray's Anatomy for Students. 3rd ed. Elsevier: Churchill Livingstone; 2014.

Elias-Jones C, Perry M. Crash Course: Rheumatology and Orthopaedics. 3rd ed. Elsevier: Mosby; 2015.

Ford MJ, Hennessay I, Japp A. Introduction to Clinical Examination. 8th ed. Elsevier: Churchill Livingstone; 2005.

Fuller G, Manford M. Neurology: An Illustrated Colour Text. 3rd ed. Elsevier: Churchill Livingstone; 2010.

Gosling JA, Harris PF, Humpherson JR, Whitmore I, Willan PLT. Human Anatomy: Color Atlas and Textbook. 5th ed. Elsevier: Mosby; 2008.

Gunn C. Bones and Joints: A Guide for Students. 6th ed. Elsevier: Churchill Livingstone; 2012.

Kumar P, Clark ML. Clinical Medicine. 8th ed. Elsevier: Saunders; 2012.

Luqmani RA, Robb J, Porter DE, Joseph B. Textbook of Orthopaedics, Trauma and Rheumatology. 2nd ed. Elsevier: Churchill Livingstone; 2013.

McLatchie GR, Borley N, Chikwe J. Oxford Handbook of Clinical Surgery. 4th ed. Oxford: Oxford University Press; 2013.

McRae R. Clinical Orthopaedic Examination. 6th ed. Elsevier: Churchill Livingstone; 2010.

Moore KL, Agur AMR, Dalley AF. Essential Clinical Anatomy. Lippincott Williams & Wilkins; 2014.

O'Brien M. Aids to the Examination of the Peripheral Nervous System. 5th ed. Edinburgh: Saunders; 2010.

Page CP, Hoffman B, Curtis MJ, Walker MJA. Integrated Pharmacology. 3rd ed. Elsevier: Mosby; 2006.

Panayi GS, Dickson DJ. Churchill's in Clinical Practice Series: Arthritis. 1st ed. Elsevier: Churchill Livingstone; 2004.

Raftery AT, Delbridge MS, Wagstaff MJD. Churchill's Pocketbook of Surgery. 4th ed. Elsevier: Churchill Livingstone; 2011.

Raftery AT, Delbridge MS, Douglas HE. Basic Science for the MRCS. 2nd ed. Elsevier: Churchill Livingstone; 2012.

SIGN Guideline 110: Early management of patients with a head injury. Edinburgh: Health Improvement Scotland; 2009.

SIGN Guideline 111: Management of hip fracture in older people. Edinburgh: Health Improvement Scotland; 2009.

SIGN Guideline 121: Diagnosis and management of psoriasis and psoriatic arthritis in adults. Edinburgh: Quality Improvement Scotland; 2010.

SIGN Guideline 123: Management of early rheumatoid arthritis. Edinburgh: Quality Improvement Scotland; 2011.

SIGN Guideline 142: Management of osteoporosis and the prevention of fragility fractures. Edinburgh: Health Improvement Scotland; 2015.

Solomon L, Warwick DJ, Nayagam S. Apley and Solomon's Concise System of Orthopaedics and Trauma. 4th ed. CRC Press; 2014.

Stenhouse L. Crash Course: Anatomy. 4th ed. Elsevier: Mosby; 2015.

Tornetta P, Court-Brown CM, Heckman JD, McKee M, McQueen MM, Ricci WM. Rockwood and Green's Fractures in Adults. 8th ed. Lippincott Williams & Wilkins; 2014.

Walker BR, Colledge NR, Ralston SH, Penman I. Davidson's Principles and Practice of Medicine. 22nd ed. Elsevier: Churchill Livingstone; 2014.

Watts RA, Conaghan PG, Denton C, Foster H, Issacs J, Müller-Ladner U. Oxford Textbook of Rheumatology. 4th ed. Oxford: Oxford University Press; 2013.

White TO, MacKenzie SP, Gray AJ. McRae's Orthopaedic Trauma and Emergency Fracture Management. 3rd ed. Elsevier: Churchill Livingstone; 2015.

Websites

http://www.bnf.org: Online British National Formulary.

http://www.boa.ac.uk: British Orthopaedic Association.

http://www.nice.org.uk: National Institute for Health and Care Excellence (NICE) management guidelines.

http://www.rheumatology.org.uk: British Society of Rheumatology.

http://www.sign.ac.uk: Scottish Intercollegiate Guidelines Network (SIGN) management guidelines.

索引